Le guide du douloureux chronique

Des mêmes auteurs

Ouvrages d'Anita Violon

La douleur rebelle, Desclée de Brouwer, 1992.

Vaincre la migraine. Médicaments, relaxation, hypnose, Desclée de Brouwer, 1996.

Ouvrage de Jocelyne Paderi

À la douleur du jour, Coëtquen Éditions, 2004, 2006, 2010.

Anita Violon et Jocelyne Paderi

Le guide du douloureux chronique

J'ai mal et je vais bien

Vingt questions-réponses sur la douleur vécue

Desclée de Brouwer

10, rue Mercœur, 75011 Paris
ISBN : 978-2-220-06176-4

Ce guide, en langage clair et accessible, s'adresse aux formateurs et aux professionnels de la douleur comme aux patients et aux familles.

À Maëlle

Préface

par le Dr Alain Serrie[1]

Ce n'est pas parce que c'est difficile que nous n'osons pas, c'est parce que nous n'osons pas que c'est difficile.

Sénèque

La douleur de l'homme est une notion si complexe, qu'elle nous ramène à l'aube des temps. Les langues étaient et sont différentes, les cultures le sont, les civilisations se sont succédé : et pourtant, la douleur des hommes reste la même depuis des millénaires.

Pendant trop longtemps, la douleur a été vécue comme une fatalité. Et pourtant, l'évolution des connaissances nous donne aujourd'hui les moyens permettant de réduire dans des proportions non

1. Le Dr Alain Serrie, ancien président de la Société française d'étude et de traitement de la douleur, est directeur des activités douleur à l'hôpital Lariboisière à Paris et rédacteur en chef de la revue *Douleurs*. Il est aussi l'auteur de *Vaincre la douleur*, paru chez Michel Lafon en 2007. Nous le remercions de ses encouragements et de son soutien.

négligeables quelques douleurs. Mais plus que les connaissances, ce sont les mentalités qui doivent évoluer.

En effet, pendant des siècles et maintenant encore… la médecine ne s'est préoccupée qu'avec « parcimonie » ou plutôt un certain dédain de la douleur physique et de la souffrance des hommes. Pilier de notre civilisation judéo-chrétienne et de notre ignorance, la douleur avait des vertus de rédemption, d'exemple et de démonstration courageuse, et il n'en faut pas beaucoup plus pour évoquer la fatalité : preuve incontestable de siècles d'obscurantisme, où cette notion résonne non seulement comme un aveu d'impuissance mais comme une absence d'avenir.

Nous devons nous soucier autant du malade que de la maladie. Il n'est plus admissible que l'on se préoccupe exclusivement de l'efficacité des moyens thérapeutiques mis en œuvre. Dès lors, l'amélioration de la prise en charge de la douleur doit être un de nos objectifs essentiels.

Le moment est venu de changer les attitudes, qui restent trop figées vis-à-vis de la douleur et encore plus vis-à-vis de la souffrance. L'introduction d'une « culture antidouleur » au sein des pratiques et des exercices nécessite le changement des comportements de l'ensemble des professionnels de santé, mais aussi celui des malades et de leurs proches.

Ce sont les valeurs des auteurs de ce livre, et c'est pourquoi Jocelyne Paderi et Anita Violon vous proposent : *Le guide du douloureux chronique, J'ai mal et je vais bien.*

Mais laissons-leur la parole :

« Il est destiné à la fois aux médecins et aux patients, car mon histoire ressemble à celles de milliers de personnes, elles ne doivent pas céder à la tentation de se résigner tant que le tour du problème n'a pas été fait. Il faut croire celui qui dit qu'il souffre. On ne peut se contenter de le renvoyer seul face à lui-même en lui disant qu'il n'y a rien à faire. Lorsque les soins impliquent la douleur, on ne peut pas dire au malade que ce n'est rien, qu'il n'y en a pas pour longtemps ! Qu'il s'en remettra ! Parce que justement, non, il y a de fortes probabilités pour qu'il reste traumatisé ! Il faut utiliser les dispositifs existants pour soulager la douleur. Les personnes qui ont expérimenté la douleur dans leur propre corps le savent bien. »

Tout soignant en formation devrait l'avoir lu, cela éviterait beaucoup de confusion et d'idées fausses. La victime n'est pas l'unique victime, l'entourage devient victime. La lecture de ce livre passionnant par les familles des patients présentant des douleurs chroniques solutionnerait très certainement les incompréhensions ressenties par celui qui souffre et son entourage.

Cet ouvrage remarquablement conçu, écrit avec une sincérité réfléchie, réalisé sous forme d'entretien, répond aux vingt questions que l'on se pose, que l'on s'est posées, que l'on se posera sur la douleur vécue.

Paris, le 28 juin 2009.

Avant-propos

par le Dr Éric SERRA[1]

Jocelyne Paderi et Anita Violon sont *deux auteurs réputés* dans le milieu de la médecine de la douleur, la première par l'intensité et la clarté de son témoignage de patiente douloureuse chronique et la seconde par la qualité jamais démentie de ses analyses psychologiques de la douleur et de sa prise en compte. Voilà deux noms synonymes de sérieux et, gageons-le, de succès littéraire. En effet, ces deux talents conjugués nous proposent *un dialogue aux questions simples et aux réponses complètes et concrètes* que le lecteur, douloureux ou non, suivra avec attention. Aucun thème n'est oublié : les retentissements de la douleur, le désarroi de celui qui l'éprouve, la méconnaissance médicale, la lassitude des proches, la sexualité perturbée, les

---

1. Le Dr Éric Serra est responsable de la consultation de la douleur au CHU d'Amiens et auteur de nombreuses études dans le domaine de la douleur. Nous le remercions de son aimable soutien et de ses remarques très pertinentes.

traitements médicamenteux et leurs limites, les traitements non médicamenteux et leur apport comme l'hypnose et la relaxation, l'accompagnement exceptionnel des consultations de la douleur, l'intérêt de former les professionnels de santé, retrouver l'espoir, adapter son quotidien, contrôler sa douleur, développer ses aptitudes... Tant de sujets abordés par celle même qui y est confrontée : Jocelyne Paderi, une malade qui se satisfait plus de sa situation sans toutefois totalement guérir, *une patiente douloureuse qui a mal et qui pourtant va bien,* une femme qui revit grâce aux réponses les mieux adaptées à sa situation globale.

Savoir écrire la douleur n'est vraiment pas à la portée de tout le monde. C'est un peu au nom de tous les douloureux que Jocelyne Paderi prend la plume et décrit à travers son propre tourment celui de ses compagnons de souffrance. Elle le fait avec élégance et accessibilité *permettant la lecture facile* d'un ouvrage consacré à un problème difficile. *Elle rend en quelque sorte la parole aux malades,* à ceux qui ne peuvent ou ne savent dire, à ceux que l'on n'écoute pas ou plus, à ceux qui pourtant au centre du système de santé commencent seulement à être entendus par leurs témoignages ou leurs combats associatifs.

Ce témoignage, par la précision des explications concernant le domaine médical, contribuera à l'*éducation thérapeutique* des patients douloureux et, au-delà, à celle de tous nos concitoyens porteurs d'une souffrance, d'un trouble, d'une maladie qui perturbe leur vie. Sans avoir jamais la prétention de détenir la vérité ou d'imposer une règle pour tous, ce témoignage *redonnera un peu d'espoir* aux patients ainsi qu'à leurs proches par son *ton positif et authentique*. Sans être douloureux mais simplement *concernés par notre santé*, l'histoire de Jocelyne Paderi nous amène à réfléchir sur notre corps dans une véritable *éducation à la santé*. Cette histoire de vie nous invite aussi à considérer nos propres difficultés, faiblesses, malheurs et *à trouver en nous des ressources*, souvent insoupçonnées et pourtant accessibles, qui nous permettent de nous redresser, de faire face, de mieux vivre avec ceux-ci et finalement de gagner du bonheur, de la liberté, de la vie.

Amiens, le 20 juin 2009.

Anita VIOLON est docteur en psychologie de l'Université libre de Bruxelles, psychothérapeute et hypnothérapeute. Spécialiste de la douleur et de la migraine, membre de longue date de l'IASP, de la SFETD, de la Belgian Pain Society et de la Société belge de psychologie, elle a été attachée vingt-cinq ans aux services de neurochirurgie et de neurologie de l'hôpital universitaire Saint-Pierre à Bruxelles.

Conférencière, auteur d'une soixantaine d'articles scientifiques sur la mémoire, le traumatisme cérébral, l'hypnose, la douleur, la céphalée et la migraine et leur traitement, elle est l'auteur de deux livres publiés aux éditions Desclée de Brouwer à Paris : *La douleur rebelle*, 1992, et *Vaincre la migraine. Médicaments, relaxation, hypnose*, 1996.

Jocelyne PADERI, patiente atteinte d'une dysplasie des deux hanches, souffre de douleurs depuis l'enfance. Elle est l'auteur du livre *À la douleur du jour* publié aux éditions Coëtquen, Cesson-Sévigné, 2004, 2006, 2010, et d'un article : « La consultation douleur », paru dans la *Revue Douleurs*, 5, 6, éditions Masson, 2004.

Elle témoigne de la douleur au quotidien depuis l'enfance, des opérations, du handicap et du bouleversement d'une vie de femme, d'épouse et de mère, et décrit son chemin de « guérison » depuis la reconnaissance de la douleur chronique et sa prise en charge plurimodale en structure spécialisée en 1996, en France et à Bruxelles. Elle participe à des journées de formation ou des conférences sur le thème de la douleur, Medec, états généraux, assises nationales, journées mondiales ainsi qu'à des interviews pour la presse écrite, la radio ou la télévision.

Elle est cofondatrice en 2006 de l'AFVD (Association francophone pour vaincre les douleurs). Dans ce cadre, elle participe au groupe de lecture pour le service des recommandations professionnelles et le service évaluation médico-économique et santé publique de la Haute Autorité de santé, sur le thème : « Le patient douloureux chronique : quand orienter vers une structure spécialisée ? » Ses recommandations ont été publiées en décembre 2008[1].

1. http://www.has-sante.fr

I

Introduction à l'espoir

Ce guide décrit minutieusement un parcours rigoureusement authentique qui s'étale sur des années.

Oui, il est possible de s'extraire de la forteresse douleur où toutes les forces vives restaient captives. Temps, patience, persévérance, lutte contre le découragement, rencontres fertiles et mise en œuvre des outils adéquats sont les bons ingrédients. Et quelle merveille, au bout du tunnel, de retrouver la joie de vivre.

1

Anita Violon – *Jocelyne, que veut dire ce titre paradoxal : j'ai mal et je vais bien ?*

Jocelyne Paderi – Oui, il est paradoxal et peut prêter à confusion. Je tiens à dire dès maintenant qu'en aucune façon je ne fais l'apologie de la douleur ! Loin de moi cette idée. Elle n'est pas nécessaire pour aller bien, et au contraire, en général, « j'ai mal » se conjugue avec « je vais mal ». Mais en dépit de la douleur toujours présente dans mon corps, maintenant, je vais bien. Je dois préciser, bien sûr, que cela est possible aujourd'hui parce que ma douleur a pris *une vitesse de croisière*. Elle n'est plus insupportable, ni un empêchement à vivre. *Elle et moi sommes devenues raisonnables*. Cela n'a pas toujours été le cas. Je peux dire que j'ai souffert mille morts.

Jusqu'à ma prise en charge au centre antidouleur à l'âge de quarante-cinq ans, j'éprouvais à l'égard de mon mal de grands sentiments de honte, de culpabilité. Je pensais alors que tout cela était de ma faute. Depuis ma toute petite enfance, je vivais dans *une forteresse hermétique de douleur, envahie, prisonnière, fatiguée, désemparée, désarmée, déprimée,* subissant cette torture journalière avec un grand sentiment de solitude, d'incompréhension, d'impuissance, d'inutilité et parfois l'envie d'en finir avec cet enfer-là. Douleur si intense et obsédante, je n'en pouvais plus ! La douleur me prenait, me volait ma vie. Ma vie personnelle, ma vie familiale, ma vie professionnelle étaient considérablement affectées, dégradées. Heureusement, depuis douze ans, avec mes médecins, j'ai appris comment la soulager, la gérer. Je continue de l'apprivoiser mais je dois veiller à la garder sous contrôle. Je la compare à une *bête sauvage*, une lionne. Même domptée, son soigneur doit continuer à la surveiller, à se méfier. D'ailleurs, il ne peut pas enlever la cage. C'est pareil pour la douleur, elle reste dangereuse, redoutable et imprévisible parfois.

Évidemment, comme toute personne, ma vie est faite de moments de joie et de moments de peine, de phases d'enthousiasme et de phases de doute. Je ne peux pas être heureuse ou malheureuse tout le temps. Toutefois, j'essaie de garder une vision positive des aléas de la vie, ne transformant pas un événement contrariant en drame. Je m'efforce de préserver un peu d'optimisme malgré la noirceur du monde. Je me préserve de tout ce qui me fait violence. Je me *protège* plus qu'avant. Je suis de plus en plus attentive à la vie, *tournée vers l'essentiel.*

Aujourd'hui je vais bien, de mieux en mieux. Mes thérapeutes vous le confirmeront. J'ai trouvé une bonne qualité de vie, un équilibre. Je me sens plus sereine, je suis en paix avec le passé. *Je suis vivante ! J'ai retrouvé la lumière.*

II

Quand la douleur, hélas, se perpétue

Il arrive qu'un jour, dans une vie apparemment normale, la douleur survienne et la bouleverse. Maladie, accident, blessure peut-être infime, opération même réussie sur tous les plans, traumatisme psychologique, chacun de ces facteurs peut, à un moment donné, enclencher une douleur physique qui s'installe et se perpétue pour son propre compte, sans raison apparente, s'inscrivant dans la perception, dans la mémoire, et dans le système nerveux. Alors le mal n'est plus ce signal d'alarme indicateur de lésion, mais devient par lui-même toute la maladie, la douleur-maladie, qui retranche la personne atteinte de la vie normale[1]*. Il y a là quelque chose qui échappe au sens commun, qui engendre l'incompréhension, l'effroi et l'usure, parfois très longtemps... jusqu'au jour où la lumière revient.*

1. Anita VIOLON, *La douleur rebelle*, Desclée de Brouwer, 1992.

Pour comprendre, donnons la parole à Jocelyne, afin qu'elle nous conte la douleur et son histoire.

1

AV – *Jocelyne, quel a été votre problème de douleur ?*

JP – J'ai une dysplasie de hanches bilatérale, d'origine familiale, diagnostiquée tardivement à l'âge de vingt-cinq ans.

Dès la petite enfance, la douleur a commencé. J'avais mal à la marche. Le médecin de famille évoque de la paresse ou les effets de la croissance.

« J'ai mal à mes jambes. » Mes parents me rapportent ainsi mes plaintes.

Gentille petite fille timide, j'osais à peine dire que j'avais mal, d'autant plus que les adultes m'affirmaient que je n'avais rien. Dès l'âge de cinq-six ans, malgré la douleur présente en permanence, je renonce à demander de l'aide. Je me tais. Je me replie sur moi-même.

À l'adolescence, je fais une scoliose, des entorses répétées des genoux, je me plains de douleurs dans le bas du dos, de douleurs dans l'aine et dans le bassin.

J'exprime ma douleur auprès de différents médecins. À cette époque aucun médecin scolaire, généraliste, ou rhumatologue, ne repère ma dysplasie de hanches. Mes douleurs de dos, de hanches, sont de plus en plus prononcées, je consulte de nouveaux médecins : aucun, de mon point de vue, ne prend mes plaintes suffisamment au sérieux, tout cela, *c'est dans ma tête*. On me prescrit des séances de rééducation complètement contre-indiquées pour ma pathologie. De nouveau, je ne suis pas entendue, pourtant mon bassin me brûle et mes hanches me font souffrir. Je marche de plus en plus mal et je monte l'escalier avec difficulté.

Je me marie et je deviens mère. L'accouchement m'a laissé des souvenirs épouvantables à cause de la douleur engendrée par la position des talons dans les étriers. Une torture ! La douleur des contractions à côté restait supportable, elle n'allait pas durer. J'étais si heureuse d'avoir mon bébé.

À l'âge de vingt-cinq ans, je suis orientée vers l'hôpital universitaire. Le chirurgien diagnostique une dysplasie bilatérale des hanches, avec coxarthrose débutante. Je subis plusieurs opérations destinées à réduire l'usure de mes hanches et à supprimer la douleur. À vingt-sept ans, le chirurgien pratique une ostéotomie bilatérale de varisation avec dérotation des fémurs ; à quarante ans, il greffe des butées bilatérales ; à quarante-quatre ans, la hanche est subluxée et une prothèse totale de hanche droite s'impose. Ces opérations, techniquement nécessaires et bien réalisées, ne suppriment pourtant pas toutes les douleurs, contrairement à mes attentes. Entre les opérations, je suis suivie en hôpital universitaire par le chirurgien et le rhumatologue, pour les douleurs lombaires et certaines douleurs de hanche persistantes. Mais la douleur continue d'envahir ma vie. Les douleurs lombaires sont constantes, le bassin me brûle sans cesse. Les cicatrices continuent à me faire souffrir. À cela s'ajoutent d'autres douleurs tout le long de la chaîne musculaire, des pieds à la tête. L'arthrose s'accroît au niveau des cervicales. Face à mon mal, je ne reçois que la perplexité ou l'incompréhension des médecins, qui continuent de mettre en doute ce que je vis. Les nombreux examens qu'ils ont demandés pour établir leur diagnostic reviennent normaux et n'expliquent pas mes plaintes. Les traitements antalgiques et anti-inflammatoires qu'ils me prescrivent devraient suffire à soulager la douleur. Pourtant, il n'en est rien et je suis perdue, seule face à cette *ennemie implacable*. Je n'ai plus envie de vivre dans ces conditions. Il en sera ainsi jusqu'à ma rencontre avec les *médecins spécialistes de la douleur*.

2

AV – *Pouvez-vous nous parler de votre parcours ultérieur ?*

JP – Oui. Lorsque j'obtiens enfin un rendez-vous au centre antidouleur de ma région en octobre 1996, j'ai quarante-cinq ans.

Auparavant, le secrétariat m'a envoyé un questionnaire me permettant de résumer mon histoire médicale et de préciser mes attentes. Je rencontre le médecin responsable du centre, pour une longue et inhabituelle consultation. Je suis extrêmement angoissée et tendue. Pour la première fois, j'avoue à un médecin que la douleur dure depuis ma plus tendre enfance. J'ai du temps pour dire et exprimer ma douleur, mes ressentis, et laisser aller mes émotions. Suit une longue série de questions simples : « Où se situe la douleur ? La douleur est-elle localisée ou diffuse ? Quel type de douleur est-ce que je ressens ? De quelle intensité ? Dans quelles circonstances ? Ce qui calme la douleur ? Ce qui l'accroît ? Quand ? Le jour, au travail, la nuit ? » Puis, je peux décrire précisément comment je ressens la douleur grâce au questionnaire de l'hôpital Saint-Antoine[1], c'est rassurant. À cette époque, ma douleur est angoissante, déprimante, oppressante, harcelante, épuisante, insupportable, pénétrante, éreintante, irradiante, obsédante. Je la compare à un étau qui me compresse, un broiement, un écrasement, une déchirure, des chocs électriques, des coups de marteau. Ma douleur est immense, cruelle et insupportable. La liste tend vers l'infini, comme la douleur elle-même. Je souffre donc ainsi depuis plusieurs années de douleurs situées au bassin, au dos, au bas du dos, au niveau des os du sacrum et des crêtes iliaques, de l'aine, des cuisses, des genoux, malgré les opérations des hanches. Mon corps est source d'élancements, de battements, d'incessantes brûlures, de décharges électriques, de picotements, parfois supportables, trop souvent insupportables. La douleur est à la fois très localisée et en même temps elle irradie tout le sacrum.

Pour la première fois, je vais pouvoir évaluer ma douleur de 0 à 10 sur une EVA, une Échelle visuelle analogique. Le 0 marque l'absence de douleur, le 10 l'insupportable. J'évalue ma douleur à 6-7 le matin, 8-9

1. Questionnaire visant à préciser la douleur, mis au point par le Docteur François Boureau, d'après le questionnaire McGill de Melzack.

le soir, à la limite de l'endurable. Psychologiquement, je me sens terriblement fragilisée, affaiblie. J'ai perdu le sommeil depuis de nombreuses années. J'ai mal et je vais mal, comment pourrait-il en être autrement ? Pour la première fois je ne me sens pas jugée. Ce médecin m'accorde sa confiance. Ma douleur est enfin reconnue ! Cette reconnaissance de ma douleur entraîne immédiatement le soulagement d'une grande partie de ma souffrance morale, indissociable de la souffrance physique. Je prends conscience du *pouvoir des mots*. Quelqu'un me croit mais surtout un médecin me croit, je suis en de bonnes mains. Cette première consultation à elle seule suffit à me redonner l'énergie de me battre, d'aller plus loin encore. Le médecin a pu m'observer et m'évaluer, pas seulement la douleur, mais aussi moi, en tant que *personne avec une histoire*. J'attends son premier diagnostic. Il me parle de premier objectif. Je suis impatiente d'être un peu soulagée. Je veux tout de suite savoir dans combien de temps.

« Je ne sais pas, un an, deux, cinq, dix, plus encore », me répond-il.

Sur le coup, l'annonce paraît peu encourageante ! Curieusement, je m'en rendrai compte par la suite, elle va m'aider à garder la tête froide et me donner le temps de faire le chemin à mon rythme. Dès le début, le médecin me fait comprendre que la partie n'est pas gagnée d'avance, que nous sommes face à un défi. Ainsi commence mon chemin de *guérison*, une véritable aventure avec mes thérapeutes et surtout avec moi-même. Dès la relation de confiance établie avec mon médecin, je veux tout savoir, tout comprendre de ma douleur. Il prend du temps pour me donner les informations et les explications demandées. J'ai beaucoup à apprendre devant la complexité de la douleur chronique, je suis étonnée devant le tableau des différentes composantes de la douleur chronique, des facteurs aggravants. Je vais être mobilisée sur tous les fronts, cette approche est nouvelle pour moi. Dans un premier temps, mon médecin prend les avis du rhumatologue et du médecin rééducateur pour évaluer plus précisément la situation. Les séances de relaxation et l'apprentissage de l'autohypnose sont mises en place dès le début du traitement, en complément des médicaments, de même que la prescription de la mésothérapie et de massages. On abandonne les séances de neurostimulation transcutanée qui ne donnent aucun résultat notoire sur moi alors que cette technique apporte un soulagement à de nombreuses personnes. Le médecin de la douleur coordonne les actions et ensemble nous fixons les objectifs. Mon médecin généraliste, en relation avec le médecin du centre, surveille mon état de santé. Le médecin généraliste doit aussi gérer l'urgence. Le médecin du centre n'étant pas toujours disponible, c'est lui qui devra prendre le relais pour prescrire sans peur l'antalgique adéquat et continuer à m'encourager.

Je prends conscience que je n'ai rien à gagner à rejeter la douleur mais, au contraire, que je dois *composer* avec elle. On ne se contente plus de me dire qu'il faut faire avec, mais on m'explique bien comment faire avec. Je dois apprendre à bien utiliser mon corps et appliquer les conseils judicieux concernant les gestes du quotidien donnés par mes médecins. Je dois changer mes comportements et accepter de faire autrement. Que de nouvelles stratégies pour moi et d'informations à comprendre. Je découvre la relaxation et l'autohypnose que je pratique quotidiennement pour plus d'efficacité. Mais si j'accepte avec entrain tous les soins destinés à me faire du bien comme les massages, la mésothérapie, et plus tard l'acupuncture, j'éprouve plus de peur et de réticence à rencontrer le psychiatre. Finalement, j'y arriverai. Au centre antidouleur, *on soigne la maladie en soignant aussi le malade*. En réalité, je me rends compte que c'est en conjuguant tous les effets bénéfiques de cette prise en charge globale que j'arrive avec le temps à reprendre des forces et de la confiance en moi. Je peux ainsi mieux contrôler la douleur et soulager mon fardeau.

L'action des médicaments combinés à la pratique quotidienne de la relaxation et de l'autohypnose me permet dans un premier temps de viser l'essentiel : retrouver le sommeil et commencer à soulager la douleur. Lorsque les messages douloureux sont trop nombreux et trop intenses, j'ai des difficultés à me relaxer et plus encore à utiliser l'autohypnose. Ce n'est qu'une fois ma douleur stabilisée à un niveau acceptable et gérable que je pourrai envisager de baisser les doses de médicaments. Lors de ma pratique quotidienne de la relaxation-autohypnose, je retrouve les mots du médecin : *Il faut trouver une voie de conciliation,* ou ceux du psychiatre : *privilégier l'acceptation.* Je me les répète pour en comprendre le sens. J'utilise les suggestions qui me conviennent pour collaborer à la stratégie dans laquelle je suis embarquée. Je dois retrouver plus de lucidité et appréhender une autre vision des choses. Mon psychiatre est là pour entendre ma souffrance et m'aider à me confronter à ses causes, à en surmonter les traumatismes. Ainsi, les phrases qui par le passé étaient redoutables, celles qui parlent d'*admettre la réalité,* sont devenues des armes efficaces pour me soutenir jour après jour.

Quatre ans après le début de mon suivi en consultation douleur, on le complète par des soins d'acupuncture. Cette médecine dont l'efficacité est maintenant mieux reconnue scientifiquement, stimule les mécanismes d'autoguérison et favorise la sécrétion d'endorphines qui agissent comme la morphine contre la douleur. En complément d'une bonne hygiène de vie et d'une alimentation saine, elle contribue aussi à une meilleure efficacité des médicaments et de l'ensemble du traitement. Tout mon état général s'améliore. On me prescrit aussi des séances de rééducation posturale globale, une technique qui permet de travailler de manière globale sur mon corps tout endolori. Pour compenser la douleur j'ai pris depuis l'enfance des postures d'adaptation. Même après disparition de la douleur d'origine, j'ai maintenu sans m'en rendre compte ces postures, devenues à leur tour cause de douleur, et c'est le cercle infernal. Je travaille *ma respiration qui a un effet bénéfique* sur les muscles tout le long des chaînes musculaires. Je vais ainsi *évacuer ma peur de bouger* et aussi retrouver une souplesse de la colonne vertébrale. J'acquiers de nouvelles positions de maintien qui m'aident quotidiennement dans la gestion de la douleur. J'apprends les exercices que je peux faire toute seule afin de soulager les contractures conséquentes à mes mauvaises postures. Par exemple, après avoir passé une heure à l'ordinateur, je dois faire quelques mouvements de nuque et d'épaules. Plus tard, en complément, s'ajoute le massage relaxant. Je peux ainsi me *réconcilier en douceur avec mon corps*. Mon corps si souvent martyrisé même lorsqu'on voulait lui faire du bien et qui ne supportait même plus une caresse.

Chaque consultation au centre antidouleur fait l'objet d'une nouvelle évaluation et permet de recadrer les objectifs. Après le sommeil, le repos, on vise à réintroduire des petites activités dans la journée. J'avais peur du mouvement, il était associé à la douleur, je restais alitée de longs moments dans la journée, j'appréhendais toute sortie. En fait, il faut *réapprendre à vivre* et à ne plus avoir peur. Je recommence à marcher dix minutes, un quart d'heure, puis un peu plus de semaine en semaine, pour reprendre des forces, mais je retrouve aussi l'habitude de sortir. C'est rassurant alors de savoir qu'on peut compter sur le médecin dans ces moments de grande difficulté, car en effet il s'agit d'une réhabilitation de soi, d'une réinsertion dans le monde social. Petit à petit, il faut trouver de nouveaux repères et recadrer le cas échéant avec le médecin lorsqu'on est dans l'excès ou lorsqu'on reste dans la peur. C'est pourquoi, à ce moment-là, travailler simultanément avec le psychiatre est très stimulant et sécurisant.

Ma souffrance apaisée, je me libère peu à peu de l'emprise de la douleur, je n'ai plus à en avoir honte, ni à me sentir coupable. Je ne suis plus obligée de la cacher ni de me justifier. Huit ans plus tard, je peux même témoigner, partager et tirer des leçons de mon expérience comme dans mon livre *À la douleur du jour*. Aujourd'hui, douze ans après, j'évoque les souffrances du passé, uniquement pour mieux expliquer les obstacles à franchir, les épreuves à surmonter mais aussi les ressources à trouver pour *passer de l'enfer au bien-être*. J'ai besoin de fermer la porte derrière les épreuves d'avant 1996. Je ne peux plus relire mon livre. Je veux me tourner vers le présent et le futur très proche… Je vais être grand-mère.

3

AV – *Quelles ont été les pires difficultés dans votre parcours ?*

JP – D'une certaine façon, le pire était derrière moi. J'avais de nouveau confiance. Les difficultés bien sûr ont été nombreuses mais je revenais de l'enfer, cela relativisait les pénibilités, les obstacles. J'étais en quête de bonheur et j'ai réussi à retrouver de l'énergie pour essayer d'améliorer ma vie. Je n'avais aucune comparaison avec ce que pouvait être la vie sans douleur, cela m'a sans doute aidée. En ce domaine, je n'avais pas à faire le deuil d'avant, comme d'autres personnes doivent le faire après un accident, un cancer ou une autre grave maladie qui se déclare au beau milieu de leur vie.

Sans doute qu'une des difficultés les plus grandes a été de poser des limites, de résister au désir persistant de faire les choses que l'on ne devrait plus faire. C'est une chose de savoir qu'il faut arrêter par exemple de faire les tâches ménagères les plus lourdes, et d'accepter de se faire aider lorsque ce n'est pas un choix. La tentation est grande de remettre à demain ! D'ailleurs, à un certain moment, en ce qui concerne l'aide ménagère, mon mari a pris la décision pour moi. Il ne m'a pas laissé le choix car une grande part du travail finalement lui revenait. Mettre des limites est difficile, parce que cela fait partie de l'acceptation de la maladie. Dans ce cas, renoncer, c'est accepter de ne pas être à la hauteur de ce que l'on exige de soi, ou de l'image de soi que l'on veut montrer. Ne pas avoir honte et ne pas se soucier du qu'en-dira-t-on. Cela oblige à l'humilité, il faut faire taire son orgueil. J'ai dû faire de nombreux renoncements, *renoncer* à des projets, à faire des voyages, à visiter une exposition, à aller au cinéma, à faire du jardinage. J'avais déjà dû renoncer depuis longtemps à accompagner mes amis lors de leurs promenades, depuis deux années je ne peux plus me baigner à la mer dans ma région, en Normandie, les vagues sont trop fortes et l'eau trop froide. La liste est longue. En relativisant, je m'aperçois que cela ne m'empêche pas de vivre. L'important est de mettre à la place de ses renoncements des compensations, d'autres activités, pour ne pas rester dans la frustration. Sinon, de nouveau la frustration engendre la colère, la perte d'estime de soi, la déprime, qui ouvrent la porte de la douleur. J'ai dû me trouver d'autres compétences. Mes médecins m'ont bien guidée dans ce travail. En évacuant une grande partie de mes émotions refoulées, en acceptant mon impuissance sur certains plans, c'est-à-dire en composant avec la réalité des choses, je me mettais en situation d'agir autrement, donc de changer mes comportements. Je n'étais plus empêchée par les émotions négatives du type : « Je ne suis plus bonne à rien », mais au contraire embarquée dans de nouvelles actions qui n'avaient en effet rien de spectaculaire. Je mettais en place des stratégies pour arriver aux objectifs que l'on avait définis avec mes médecins. Je vérifiais si cela marchait. Lorsque c'était le cas, je retrouvais de l'enthousiasme, de l'espoir, de la gaieté et *cette disposition d'esprit optimiste fermait la porte à la douleur*. Au fur et à mesure, je comprenais que je n'avais pas besoin de faire des démonstrations sportives, ou de me réaliser dans un travail d'entreprise pour aller bien, mais ce n'est pas dans l'air du temps ! Depuis douze ans en effet, j'ai mis en place un quotidien qui m'a changé la vie et dont je ne saurais aujourd'hui me passer. L'arrêt du travail, le repos, le calme, la relaxation, mes occupations, conjugués à mes soins d'acupuncture, à la rééducation posturale globale, aux massages relaxants et aux médicaments, m'ont permis de réduire la douleur.

Une autre grande difficulté a été de parvenir au *lâcher-prise*. Cette notion m'était complètement étrangère. J'ai dû d'abord comprendre ce que cela voulait dire, y parvenir m'a pris des années. D'ailleurs depuis un an, j'ai repris, grâce à la relaxation guidée sur un disque, mon travail sur le lâcher-prise, c'est une donnée que je ne peux négliger. Comme beaucoup d'autres choses, il ne suffit pas de le décréter, il faut le ressentir à la fois dans la tête et dans le corps. Parfois, je sens bien que mon corps reste à la traîne, à d'autres moments j'ai du mal à laisser de côté mes préoccupations. J'aimerais que le lâcher-prise devienne une réponse instinctive de mon corps. Ne pas attendre que la douleur monte pour calmer à la fois mon corps et mon esprit. Pouvoir se libérer de toute emprise physique, psychologique ou émotionnelle et en même temps renoncer à vouloir tout contrôler, sinon on va à l'opposé du résultat escompté, accepter les mauvais jours. Je vous l'ai dit, rester modeste, admettre ses limites, sont pour moi des préalables indispensables. Il ne faut pas oublier que rien n'est jamais acquis définitivement parce que la vie est difficile, pleine de risques, tout est fragile, surtout notre santé !

III

Rencontre du douloureux et du corps médical

Pour le médecin, la douleur est un signal qui alerte sur un problème concret survenu dans le corps : infection, tumeur, toute forme de lésion, qu'il lui appartient de mettre en évidence pour la guérir. Désarmé devant la douleur qui persiste alors que tout va bien sur le plan physique, le médecin cherche, prescrit des examens complémentaires, s'agace de ne pas comprendre, pense que son patient exagère ou se plaint sans raison, pour attirer l'attention, la compassion, parce qu'il est déprimé ou qu'il a des difficultés dans sa vie. La consultation tourne au dialogue de sourds ou s'envenime. Le praticien, acculé de questions et de plaintes, pense qu'il a tant d'autres malades à soigner, il s'impatiente et prononce parfois des paroles définitives : « Vous n'avez rien, c'est dans votre tête » – quoique ce soit moins le cas aujourd'hui –, face au patient douloureux qui se sent incompris, rejeté, acculé au désespoir. C'est l'impasse, avec son lot de tristesse ou de colère… jusqu'au moment où les spécialistes de la douleur entrent en action. Jocelyne nous l'explique.

5

AV – *Quelle a été l'attitude des médecins à votre égard ?*

JP – Avant ma rencontre avec des médecins spécialistes de la douleur en 1996, mais surtout jusqu'à vingt-cinq ans (j'en ai cinquante-sept maintenant !), mes plaintes n'étaient pas entendues, enfin, c'est ce que je ressentais, ma douleur n'était pas reconnue. Les médecins restaient perplexes. Je devais répondre à des questions suspicieuses. D'ailleurs, petite, j'avais renoncé à les convaincre, finissant par croire moi aussi qu'il était normal de souffrir ainsi. Ce n'est qu'à l'adolescence que j'ai osé reprendre le combat. J'éprouvais alors un grand sentiment d'impuissance, de solitude et d'inutilité. Plus tard encore, des praticiens respectés et respectables m'ont répété :

« Vous n'avez rien, c'est dans votre tête !

– Il n'y a rien à faire !

– Il faut vivre avec !

– Il faudra vous habituer !

– Il faut supporter !
– C'est comme ça !
– Ce n'est pas possible !
– Vous vous écoutez trop !
– Vous êtes fragile !
– C'est parce que vous êtes dépressive ! »

Et plus tard :
« Est-ce que vous n'avez pas un problème avec votre mari ? »
À l'époque, je ne comprenais pas pourquoi. Tous ces messages négatifs jetaient le doute en moi, renforçaient mon sentiment de culpabilité comme si je trouvais un quelconque intérêt à souffrir. Je me heurtais à une incompréhension fondamentale et aux soupçons. J'étais qualifiée de *patiente fragile*. Cela me heurtait car je trouvais que je souffrais beaucoup. Certains, plus compatissants, assuraient qu'ils pourraient résoudre le problème sans trop de difficultés là où d'autres avaient échoué. Les « techniciens », principalement les chirurgiens, les kinésithérapeutes, les ostéopathes, promettaient des jours meilleurs. De ce fait, j'attendais moi aussi beaucoup trop des opérations ou des soins. Dans mon cas, les médecins rhumatologues, les généralistes, ne comprenaient pas comment après mes opérations de hanche parfaitement réussies, je n'éprouvais

pas plus de soulagement. Grâce aux opérations des deux hanches, en effet, ma capacité de marche s'était considérablement améliorée. J'avais beaucoup d'estime et d'admiration pour le chirurgien qui m'avait opérée, c'est pourquoi j'osais à peine lui dire que malgré cette autonomie retrouvée, les brûlures ressenties au niveau du sacrum et des lombaires restaient intenses. Je ne voulais pas passer pour une ingrate, et je sous-estimais mes douleurs de hanche récurrentes et celles des cicatrices. N'avais-je pas l'essentiel : je marchais bien. Je ne me plaignais pas malgré la tendinite permanente causée par un conflit entre mon psoas et ma prothèse du côté droit. Pourtant, les antalgiques ne faisaient pas d'effet, les anti-inflammatoires me détruisaient l'estomac et je renonçais à les utiliser. Les séances de kinésithérapie me torturaient. J'avais fini par tout arrêter. La honte et la culpabilité m'envahissaient et je n'arrivais plus à en parler. Chaque nouvelle tentative, timide il est vrai, auprès des médecins, banalisait toujours le problème. En fait, la plupart ne savaient quoi faire, il était difficile de le reconnaître. Personne n'aime l'échec. Le vrai secours est venu de mon médecin généraliste qui, reconnaissant lui aussi son impuissance à m'aider plus efficacement, accepta de me faire une lettre de demande de prise en charge au centre antidouleur. J'y suis arrivée épuisée par plus de quarante années de douleur quotidienne et permanente, plusieurs fois torturée par la douleur postopératoire non soulagée, violentée par la rudesse des soins infirmiers et de kinésithérapie, pourtant destinés à me soigner. Ils étaient fonctionnels, on ne tenait pas compte de la douleur.

6

AV – *Avez-vous observé au fil du temps une évolution dans l'attitude du corps médical face à la douleur ?*

JP – Il y a de grands progrès. La lutte contre la douleur est devenue une exigence éthique. Les progrès scientifiques, l'information et la formation ont fait avancer les pratiques. Dans les dix dernières années, les *unités ou les consultations douleur* se sont développées. Certaines régions sont organisées en *réseaux douleur*, avec des médecins, des infirmières, référents douleur. En même temps des lois ont été votées pour définir les droits et les devoirs des patients et des médecins. Le médecin doit s'efforcer de soulager la souffrance des malades. Attention, cela ne veut pas dire qu'il y a obligation de résultat. La médecine d'aujourd'hui doit savoir conjuguer progrès scientifique et humanisme.

J'ai trouvé dans les consultations de la douleur une grande qualité d'écoute, la reconnaissance de ma douleur, l'information sur la douleur, la confiance partagée, le dialogue. J'y ai suivi une formation à la relaxation et à l'autohypnose et un soutien psychologique. J'ai reçu beaucoup d'encouragements : « Je suis sûre que vous allez y arriver », « Vous n'allez pas abandonner maintenant », « Vous avez en vous les ressources ». Ils renforçaient mes motivations et ma volonté à mettre tout en œuvre pour ne plus me laisser *dominer* par la douleur et aller de l'avant.

Bien sûr, il existe des différences selon les régions... mais pour ma part, je n'ai plus affaire à des médecins qui pourraient mettre en doute ce que je ressens. Je suis toujours suivie en consultation douleur, mon médecin douleur est mon référent et s'il est nécessaire, je consulte un autre médecin ou un spécialiste sur sa recommandation. Il faudra encore du temps pour que le corps médical dans son ensemble intègre cette nouvelle attitude face à la douleur. Les témoignages des patients sont encore trop nombreux à rapporter des propos de médecins qui n'ont pas évolué par rapport à leurs années d'études où la douleur n'était pas enseignée, et où les consignes visaient à ne pas, ou le moins possible, prescrire d'antalgiques, surtout les opioïdes ou les morphiniques. Aujourd'hui encore, certains thérapeutes, par méconnaissance ou suite à une insuffisante évaluation de la douleur, hésitent toujours à prescrire des traitements médicamenteux de la douleur.

Il s'agit principalement de la peur de l'accoutumance aux morphiniques, la peur de faire des patients des toxicomanes. Cette peur rencontre souvent un écho chez le patient qui redoute les effets secondaires des médicaments et appréhende de devenir dépendant des antalgiques. La mauvaise information est plus répandue que la bonne. Et puis, il faut le rappeler, il ne s'agit pas d'utiliser le médicament seul, il faut y adjoindre d'autres méthodes non médicamenteuses, une prise en charge multidisciplinaire est indispensable. Je l'ai bien constaté et cela me sert encore aujourd'hui. La personne douloureuse doit s'y préparer et adhérer à ce nouveau concept. Quant aux douleurs provoquées par les soins, malgré les progrès des médecines, elles restent encore négligées faute de personnel ou de temps.

Alors, et j'en reviens à ce titre : *J'ai mal et je vais bien,* il est aussi un peu provocateur, il est destiné à la fois aux médecins et aux patients, car mon histoire ressemble à celle de milliers de personnes : elles ne doivent pas céder à la tentation de se résigner tant que le tour du problème n'a pas été fait. Il faut croire celui qui dit qu'il souffre. On ne peut se contenter de le renvoyer seul face à lui-même en lui disant qu'il n'y a rien à faire. Lorsque les soins impliquent la douleur, on ne peut pas dire au malade que ce n'est rien, qu'il n'y en a pas pour longtemps, qu'il s'en remettra ! Parce que justement, non, il y a de fortes probabilités pour qu'il reste traumatisé ! Il faut utiliser les dispositifs existants pour soulager la douleur. Les personnes qui ont expérimenté la douleur dans leur propre corps le savent bien.

7

AV – *Quels ont été les éléments nouveaux que vous avez observés et vécus dans la prise en charge de la douleur ?*

JP – L'information et le concept de pluridisciplinarité, de prise en charge globale, l'aide du psychiatre et l'apprentissage de la relaxation. Les soins et les discours sont concordants, il y a une interaction entre tous. *La médecine antidouleur tient compte des différentes dimensions de l'être.* C'est plus cohérent puisque la douleur est à la fois une sensation et une émotion. Sa prise en charge se doit d'être plus humaine ou humaniste. Elle permet de montrer, j'y crois parce que je l'expérimente, que l'être humain a des ressources insoupçonnées. « Entre le corps et le cerveau, l'information circule dans les deux sens[1] », l'un affecte l'autre ou l'influence négativement ou positivement. Dans ce dernier cas, elle a des effets bénéfiques pour la santé.

1. Thierry JANSSEN, *La solution intérieure*, Fayard, 2006.

J'avais un besoin fondamental de comprendre et je remercie mes médecins d'avoir partagé leur savoir avec moi. Cela réparait le passé où l'on me disait qu'il n'y avait rien à faire et rien à expliquer. En me rendant mon intégrité, ils me permettaient d'espérer et de redevenir un être humain à part entière et pas seulement une malade. Au lieu d'être culpabilisée, on me disait que je n'étais pas condamnée à subir mais que je pouvais trouver en moi des ressources et des solutions. Il y a de quoi entrevoir un avenir plus serein, tout en sachant bien sûr qu'on ne peut pas tout contrôler, et tout le temps. Je reste, comme tout être humain, pleine de faiblesses et d'imperfections, mais maintenant je les accepte comme une marque de « normalité ». Ce qui ne m'empêche pas d'avoir de la volonté.

Ma thérapie m'a prouvé combien je pouvais gommer mes souffrances. Comme chacun, j'avais aussi mon histoire personnelle de souffrance, répétée depuis l'enfance. Elle m'a sans doute *sensibilisée à la douleur*. J'ai pu exprimer mes ressentis, mes sentiments, mes émotions. J'aurais pu rester dans le déni et laisser mes traumatismes empoisonner mon inconscient toute ma vie. Rester dans le silence ne les aurait pas supprimés. *Le corps garde tout en mémoire*. Mettre au jour mes sombres expériences m'a permis de me mettre dans des conditions favorables à ma « guérison ». Ce n'était pas évident pour moi, car avant de me faire du bien, j'ai versé beaucoup de larmes. Je l'avoue, j'ai hurlé tout ce que mon corps avait retenu de cris pendant des années. La guérison passe bien par une reconstruction physique et psychologique. J'avais besoin d'y ajouter pour ma part une dimension spirituelle. Ma recherche du bonheur passait par un sens à donner à ce que j'avais vécu et j'ai pu écrire mon livre *À la douleur du jour*. D'autres auront recours à la religion ou trouveront d'autres motivations. Chacun doit trouver par lui-même ce qui le motive. Comme moi, il lui faudra composer avec son histoire et avancer avec elle. Sinon il restera malheureux.

IV

La personne douloureuse et son entourage

Quelles sont les attitudes de l'entourage familial, professionnel, amical, par rapport à celui qui vit accablé d'une douleur permanente ? Compassion, recherche de solution, aménagements pour lui faciliter la vie, attribution d'une place centrale – qui pourrait d'ailleurs favoriser la perpétuation d'un statut de malade – ou bien incrédulité, irritation, éloignement, rejet. Ou encore désespoir de voir la personne aimée, appréciée, en butte à un tourment perpétuel et indignation partagée contre le corps médical « qui ne fait rien, ou rien d'efficace ».

Qu'elle est difficile l'attitude juste, réconfortante, pondérée et sans extrême. Et pourtant. L'entourage a un rôle crucial à jouer, il importe qu'il accepte, encourage et apaise, parfois par sa simple présence, sans se lasser. C'est loin d'être simple : qu'on en juge.

8

AV – *Quelle a été l'attitude de votre famille, vos amis, face à votre problème ?*

JP – Tant que des médecins restaient perplexes à mon égard, comment ma famille, mes amis ne pouvaient-ils pas l'être ? Je n'ai rien à reprocher à mes parents, ils ont toujours été soucieux pour moi depuis mon enfance car j'avais fait aussi une primo-infection (tuberculose). Je ne garde d'ailleurs aucune rancune aux médecins. Il y a trente ans, on ne savait rien de la douleur ou pas grand-chose de celle qui persistait. Tout le monde invoquait la fatalité. Après mes opérations, mon entourage était dubitatif et inquiet. Je vous rappelle que j'avais été parfaitement opérée, et que je consultais régulièrement des médecins. Comme beaucoup de malades, j'avais fait le parcours du combattant, consultant même un ou deux charlatans magnétiseurs, sans succès, bien entendu. En même temps, tous constataient à quel point mon état de santé se dégradait et souffraient de leur impuissance à m'aider. Ces années-là ont été très difficiles pour moi. C'est dur aussi de se confronter à l'incompréhension de ses proches. Le dialogue est difficile avec ceux qui n'ont jamais été confrontés à la maladie, à la fatigue, la dépression, les opérations. Cette incompréhension contribuait à creuser un fossé entre nous. Je m'isolais de plus en plus. Ma vie familiale et sociale était bouleversée. Les personnes de mon entourage, famille ou amis, étaient partagées entre des *sentiments de doute* ou au contraire ils étaient *trop protecteurs*. Personne n'aurait pu imaginer ou deviner ce que je vivais. Je ne pouvais pas leur en parler. Pour certains, j'avais mal, ce n'était que cela ! Pour d'autres, j'étais *victime de mon imagination* ou comme le pensaient des médecins, j'avais mal parce que j'étais dépressive. Je leur disais que j'étais dépressive parce que j'avais mal. En fait, c'était un cercle vicieux et personne n'avait tort. Beaucoup de personnes se sont alors éloignées de moi, de notre couple, lassées ou effrayées. Seuls sont restés les véritables amis, qui même ne comprenant pas ce que je subissais, compatissaient à mon problème.

9

AV – *Pourriez-vous donner la parole à votre mari et à votre fils, à ce propos ?*

JP – Mon mari n'aime pas en parler. Je vais donc le faire à sa place.

Il est associé à mon combat, sans lui je n'aurais pas tenu le coup. Il a été tant affecté par ma douleur, son impuissance à m'aider, à m'en protéger. Mon mari avait de la rancœur contre les médecins qui mettaient en doute ou minimisaient ce que je souffrais. Ma douleur était aussi une souffrance pour lui, comme pour mon entourage. La souffrance de mon mari s'ajoutait à la mienne. J'avais envie de fuir et de me réfugier dans l'isolement pour ne pas avoir à gérer cette charge émotionnelle supplémentaire. Je la vivais aussi comme une culpabilité entraînant la perte d'estime de moi. La relation de couple demande beaucoup de patience, de générosité, d'écoute et de remise en question. La maladie ajoute un défi supplémentaire. *La vie de mon mari était tout autant bouleversée que la mienne*. Il a dû lui aussi renoncer à des projets, à des amitiés. Dès le début, il a participé grandement aux tâches quotidiennes de la maison. Je ne devais rien porter. J'avais de longues périodes où j'étais dans l'impossibilité de préparer les repas, il s'en chargeait lui-même.

Notre sexualité a été affectée. On ne peut sous-estimer le problème même si les médecins l'abordent peu d'eux-mêmes. Nous étions jeunes et nous n'envisagions pas notre relation sans vie amoureuse. Pour moi, les rapports sexuels étaient douloureux et vécus comme une fatalité. Nous étions deux personnes blessées, rongées par la peur et la culpabilité. Les effets secondaires des médicaments éteignaient mon énergie. Comment, en effet, ne pas tenir compte de mes mouvements limités, de la fatigue, accrue par la douleur, de la douleur associée au mouvement ? Tous ces facteurs entraînaient chez moi la perte du désir. La douleur était souvent trop forte pour avoir envie de me rapprocher de mon mari, trop forte pour que j'accepte d'être touchée. À d'autres moments, recroquevillée sur moi-même *je voulais simplement qu'il me prenne dans ses bras, tendrement*. C'était dur aussi pour lui. La frustration, parfois l'agressivité, souvent la tristesse, s'installaient dans notre relation. Notre couple était en danger. J'associais peur, douleur et sexualité. J'avais obligatoirement un grand travail de réconciliation à faire avec mon corps, avec moi-même, avec le corps de mon mari et avec lui. Comment aurions-nous pu l'un et l'autre faire abstraction de la douleur ? La peur d'avoir encore plus mal me dominait et je restais sur la défensive. Je craignais de décevoir, de perdre mon mari, de ne plus être aimée en m'éloignant de lui, tout comme il avait peur de me faire mal. Il éprouvait des sentiments partagés entre la honte – *« j'ai quand même envie d'elle »* – et les frustrations, voire la colère. De part et d'autre grandissaient les ressentiments. Nos renoncements laissaient place à l'incompréhension. Ce n'était pas sécurisant. Tous les deux nous étions dépendants de la douleur. Elle faisait la loi.

Mon mari n'a eu comme alternative que de me faire confiance pour gérer ma douleur. Comme à un « équipier » je peux lui demander à tout moment d'interrompre une relation qui devient trop douloureuse. Nous sommes un vieux couple, puisque nous avons plus de trente ans de mariage ! Nous avons dû apprendre à gérer le problème le mieux possible. Toutes ces épreuves finalement ont permis à notre relation de s'établir dans un rapport bénéfique. La difficulté est d'arriver à se parler sans blesser l'autre dans son amour-propre, sans induire des doutes. Nous, douloureux, il nous faut changer notre regard sur la vie et notre attitude face à la maladie. On ne peut pas être dans la recherche de la performance sexuelle, mais on peut établir une relation sexuelle satisfaisante sans renoncer à de riches moments d'intimité, mais hors de la contrainte.

Dans notre couple heureusement, malgré les épreuves, au fond de moi, j'ai toujours su que le principal adversaire était la douleur. Je ne savais pas avant le centre antidouleur que je serais un jour en mesure de la contrôler. J'ai osé parler de ce sujet tabou à mon médecin lors d'une consultation douleur, croyant le problème irrémédiable. Il m'a donné quelques conseils importants. La prise de médicaments, de façon que leur effet maximal agisse au moment de la rencontre avec mon mari, réduisait l'intensité de la douleur. Elle me permettait d'être plus détendue et réceptive. Nous savions depuis longtemps choisir le meilleur moment de la journée pour nous retrouver. La douleur oblige à planifier des rendez-vous amoureux au détriment d'une certaine spontanéité, à se mettre dans de bonnes conditions de bien-être : un bain, une douche chaude, une chambre bien chauffée. Elle oblige à trouver un lieu et une position confortables ! Il faut savoir prendre du temps, faire des pauses, tout dépend du handicap et de la douleur. En dehors de l'aide médicamenteuse, on peut toujours faire appel à son imagination, à des souvenirs sans douleur et à ses fantasmes.

J'ai appris avant tout à faire la paix avec moi-même. J'avais la chance d'avoir autre chose à partager avec mon mari que la souffrance.

Comme mon mari, notre fils m'a toujours connue avec ma douleur. Il vivait ma douleur « en direct ». Quand il était petit, je lui en parlais comme à un confident, en lui répétant qu'il n'était en rien responsable. Malgré tout, je ne me rendais pas compte à l'époque combien c'était lourd pour un jeune enfant. Mais je ne savais pas comment lui expliquer mes pleurs autrement qu'en lui disant que j'avais mal. Pour lui aussi, grandir a été une véritable épreuve, comme il me le dira plus tard : « Oui, c'est galère, lorsque tu vois ta mère souffrir comme cela, qu'elle est toujours fatiguée, toujours de mauvaise humeur et que tu ne peux rien faire. » Le retour à la maison après l'école était une hantise pour lui, il me l'a raconté bien plus tard. C'est vrai, j'étais agressive avec lui comme avec mon mari. Ils n'étaient pourtant en rien responsables de mes souffrances. Notre fils était un enfant réservé, timide, introverti, très observateur, disaient unanimement enseignants et éducateurs. Je lui demandais à lui aussi beaucoup d'efforts, il a appris à ne pas faire de bruit, à rester calme et à jouer seul. À vivre ces choses difficiles, injustes, qu'il ne comprenait pas, il a développé une grande sensibilité et une autre appréhension de la vie aussi. Enfant sage, obéissant, mûr pour son âge, par la force des choses, nous lui avions appris à devenir vite autonome. À peine savait-il marcher, qu'il dut apprendre à le faire seul et à ne pas s'éloigner de moi. Il savait que je ne pouvais le porter, que je ne pouvais pas courir. Tout le monde était étonné de voir ce petit bonhomme d'un an ne pas s'éloigner de sa maman de plus de deux pas. J'ai longtemps cru que l'adolescence lui avait permis de se confier à ses amis et qu'il avait pu soulager toutes ses souffrances. Pourtant, ce n'est qu'au moment de l'écriture de mon livre, lorsque je m'étais décidée à lui en reparler, qu'il m'a avoué : « J'ai gardé en moi une peur maladive quand je suis avec toi, quand je te vois bouger ! Simplement te voir monter les marches, faire un peu de jardinage, aller te baigner, je stresse. J'ai peur ! Peur que tu tombes, que tu te fasses encore mal ! »

Aujourd'hui, arrivé à la trentaine, c'est un homme qui s'est enfin libéré de la culpabilité qu'il avait portée malgré lui. Il a longtemps pensé que sa naissance avait aggravé ma douleur, il se sentait responsable. Après bien des années, il a réussi à prendre de la distance avec l'histoire de sa maman. Il construit sa vie, il est épanoui et heureux. Je crois aussi qu'il est fier de la volonté que j'ai mise dans mon combat avec la douleur.

V

Se comprendre soi-même… et s'accepter

Confrontée à la douleur qui s'accroche au lieu de disparaître et qui parfois envahit sa vie, la personne atteinte pourrait mieux comprendre ce qui lui arrive, et y faire face, en explorant sa propre histoire. En effet, il se peut que cette douleur tenace ne constitue pas un phénomène isolé qui dépendrait uniquement du corps, mais qu'elle soit influencée par des facteurs de prédisposition puis d'enracinement : la sensibilité individuelle, les modèles familiaux, le passé et ses zones sombres, les traumatismes, le désarroi, la dépression. Même si elle s'inscrit dans la chair, la douleur persistante entretient des liens intimes et insoupçonnés avec les émotions inexprimées, la souffrance révolue ou actuelle, le mal-être. Tout est intriqué dans l'histoire d'une vie et mieux se comprendre, c'est aussi mieux s'accepter pour progresser.

10

AV – *Votre douleur vient-elle uniquement du corps ou bien des facteurs culturels et psychologiques y ont-ils joué un rôle ?*

JP – Ce serait sans doute plus simple si ce n'était que physique, mais la douleur chronique est un phénomène très complexe, vous parlez vous-même d'une « énigme qui ne peut se résumer à une simple relation de cause à effet sur des lésions qu'il suffirait de découvrir et de soigner pour que le mal disparaisse[1] ».

La douleur est à la fois une sensation et une émotion. Les effets physiques et émotionnels de la douleur chronique peuvent être dévastateurs. Il n'y a pas une douleur mais des douleurs, et chaque douleur doit faire l'objet d'un traitement spécifique. C'est du sur-mesure adapté à chaque malade, qui implique de tenir compte des différents facteurs qui renforcent la douleur. Ce

1. Anita VIOLON, *La douleur rebelle*, Desclée de Brouwer, 1992.

sont les facteurs liés à l'individu (génétique, par exemple), les facteurs de variation de la perception de la douleur, l'anxiété, les souffrances affectives et l'histoire de vie avec ses cahots divers plus l'influence de l'environnement (famille, profession, etc.). Chacun a sa sensibilité, je m'en suis bien rendu compte à travers *ma réaction au bruit que je perçois comme une violence*. Après un déménagement dans une zone limitrophe de l'aéroport, dès mon arrivée, à chaque grondement de moteur, mon attention était attirée par le bruit des avions, le jour comme la nuit. Au fil des mois, ma vigilance a diminué, et le bruit m'est devenu familier. Ma douleur c'est un peu comme le vrombissement de l'avion, au fil des années, j'ai appris à la reconnaître et à la percevoir filtrée. De même, je suis très sensible aux changements de pression, aux tempêtes de vent et aux orages. Je ressens alors une excitation douloureuse plus intense. Je ne suis pas bien non plus les jours de trop grosse chaleur.

N'oublions pas que la personne douloureuse chronique peut être acculée au désespoir. Je l'ai aussi rencontré. À long terme, *vivre dans la douleur détruit l'être*. La douleur a de multiples facettes, l'être humain aussi, et il nécessite donc une prise en charge globale avec une approche multidisciplinaire. Les recherches confirment le rôle du corps et de l'esprit dans la guérison. Cette notion maintenant reconnue aussi par les médecines occidentales peut aider un patient douloureux chronique. Douleur et souffrance sont indissociables et se nourrissent l'une de l'autre. Tout ceci explique pourquoi une consultation douleur exige du temps et une évaluation régulière. En effet, le malade ne se réduit pas à un corps ou à une succession d'organes[2].

Je pense que les modèles familiaux sont très importants. J'étais d'un milieu simple et sans argent, d'une famille où on ne passait pas son temps à se plaindre. On n'appelait pas non plus le médecin pour un rhume, pour une bagatelle. Ma grand-mère était pour moi une femme sensationnelle. Une femme forte, courageuse, une battante malgré de très grosses épreuves dans sa vie. Comme sa mère avant elle, elle a travaillé très dur toute sa vie : à la fois comme meunière, ouvrière d'usine, aide-cultivatrice et femme de ménage. Elle était aussi très généreuse. Ma grand-mère, par la force des choses – deux fois dans sa vie, le couple avait tout perdu – dirigeait la famille et travaillait plus dur que son homme. Ma mère aussi a consacré sa vie à son mari et ses enfants sans jamais penser à elle. Maman m'a toujours appris à ne pas envier la condition des

2. Alain SERRIE, *Vaincre la douleur*, Michel Lafon, 2007.

autres mais à me débrouiller avec ce que j'avais. Conformément au modèle patriarcal, mon père, peintre en bâtiments, travaillait durement mais rentrait à la maison pour mettre les pieds sous la table. Maman n'avait aucune liberté financière, papa décidait de beaucoup de choses. Elle n'avait pas les moyens de s'émanciper. Elle remplissait bien son rôle de bonne épouse et bonne mère de famille au foyer, mais étouffait. J'avais conscience de ses souffrances. Alors, devant ces mères courage, je n'osais pas moi non plus me plaindre. Je savais que je devais me battre dans la vie. Contrairement à elle, maman a toujours voulu que ses filles mènent une vie plus libre, elle nous a appris l'autonomie. Finalement, cela m'a beaucoup aidée. Il m'a fallu aussi du courage pour traverser mes épreuves. Du courage et de la persévérance ! Je crois qu'une grande part du mental dépend de notre éducation, des schémas que l'on a reçus, de nos blessures, de nos peurs. La thérapie m'a aidée dans cette meilleure connaissance de moi, inévitablement je m'y suis confrontée.

Plus tard, j'ai appris que mon grand-père paternel lui aussi souffrait tous les jours depuis l'enfance de rhumatismes, et qu'il prenait régulièrement le soir deux cachets d'aspirine. Peut-être y avait-il un facteur génétique prédisposant à la douleur ?

11

AV – *Quelles ont été les rencontres déterminantes dans votre parcours ?*

JP – Comme je viens de vous le dire, les deux premières rencontres essentielles de ma vie ont été ma mère et ma grand-mère, deux femmes exemplaires. Ensuite il y a mon mari qui, malgré ses doutes du début de notre rencontre, m'a toujours fait confiance. Plus tard, notre fils m'a empêchée de me résigner ou d'abandonner. Quelques amis sur qui je pouvais compter. J'avais déjà de bonnes cartes en main.

Mais bien sûr, ma rencontre avec le médecin de la consultation douleur en octobre 1996 est déterminante. Grâce à elle, j'ai recommencé à espérer. Entre nous s'est établie une bonne relation de confiance, basée sur le dialogue, la reconnaissance et le respect. Elle m'a fait renaître à la vie et m'a permis de retrouver peu à peu l'énergie et le bonheur de vivre. Ensuite, il y a eu un effet boule de neige, j'ai été de rencontre en rencontre.

Le Docteur D. m'a incitée à consulter la psychiatre, une autre relation essentielle qui m'a permis d'exprimer mes souffrances, puis peu à peu de commencer à me reconstruire. *La plus surprenante rencontre est sans aucun doute celle avec moi-même*. Je découvre au fond de moi des affects bien cachés et dévastateurs. J'ai enfin reconnu l'ampleur des dégâts que certains événements difficiles de ma vie ont entraînés. Cela fait un bien énorme de pouvoir mettre des mots sur des ressentis profondément enfouis au fond de soi, au fond de son corps. En les nommant, je leur donne une forme, je leur redonne vie aussi, d'où l'importance de l'aide psychologique. Je ne suis pas seule pour affronter toutes ces souffrances et douleurs. J'en parle dans mon livre.

Ayant déménagé, je suis amenée, dans le domaine de la douleur, à faire connaissance avec vous : médecin, acupuncteur, psychologue, kinésithérapeute, masseuse… toutes ces personnes à l'écoute du patient et de sa douleur. M'ouvrant aux autres de plus en plus, je partage de bons moments avec des participants aux stages ou aux activités auxquels je m'inscris : atelier de prévention de la migraine, formation sur le deuil et à l'écoute du malade, atelier d'écriture.

Au fil des rencontres, je vais d'objectif en objectif. Je progresse en apprenant toujours plus sur moi, sur mon corps, et sur la façon dont je dois gérer ma vie. C'est là que je réalise le rôle capital des émotions, chez moi et chez les autres. Jusque là, j'en avais peur et elles me déstabilisaient. Depuis lors, j'ai appris à les prendre en compte et à les accepter. Je travaille de plus en plus sur mes émotions. J'en constate les bienfaits. En apprenant à contrôler mes émotions, j'apprends aussi à contrôler la douleur. J'entreprends de ma propre initiative un travail sur le deuil, un véritable cadeau. Cette formation est exigeante, dérangeante et perturbante ! Mais j'en suis ressortie mentalement plus forte, plus sereine, plus humble encore, plus légère aussi. En effet, on aborde les questions essentielles que posent la vie, la maladie, la mort, c'est-à-dire nos peurs fondamentales. Là aussi, je comparerais cette formation à une mise à nu, une découverte de soi. Qui suis-je, sinon à la fois tout et rien ? Notre vie est une succession de rencontres et de deuils. Rien ne dure. Accepter la mort, c'est se réconcilier avec la vie. Elle ne dure qu'un instant, elle n'en est que plus précieuse. Accepter la douleur, c'est la regarder en face, et déployer toutes ses ressources pour dialoguer avec elle, l'envelopper, l'apaiser autant que possible et réduire son impact et sa place. Pour moi, c'est vivre avec elle sans la laisser diriger ma vie.

12

AV – *Avez-vous identifié ce qui vous fait du tort et ce qui vous fait du bien ?*

JP – Oui, ce travail d'observation est très important. Sur les conseils du médecin de la douleur, j'ai commencé à tenir mon journal de la douleur. J'avais déjà constaté de moi-même, avant d'arriver en consultation douleur, des évidences. Je savais très bien expliquer quand la douleur devenait intolérable, par exemple après une position assise prolongée ou après ma journée de travail, qu'elle était liée également au mouvement, à la fatigue. Mon journal me permettait d'être beaucoup plus précise puisque je notais à la fois l'intensité de la douleur, les prises de médicaments, mes périodes d'activités et le besoin de me reposer au lit, plusieurs fois au cours de la journée. Toutes ces informations sont très utiles au patient et au médecin pour faire une évaluation. Grâce au journal tenu sur plusieurs années, nous avons ainsi identifié que les périodes douloureuses plus intenses se répétaient aux mêmes dates d'une année sur l'autre. Cela nous a permis de chercher quels pouvaient être les facteurs, autres que physiques, en cause. Seule, je n'avais pas fait la relation entre certains événements de ma vie et l'aggravation de la douleur. Par exemple, je n'avais pas mis en évidence que les dates anniversaires de mes opérations, la mort de ma grand-mère, la perte de l'enfant pendant ma première grossesse, étaient des facteurs aggravants. Répétés de cette façon, ce ne pouvait pas être des coïncidences. C'est vraiment à ce moment-là que j'ai mesuré l'impact des facteurs psychologiques et culturels et compris à quel point nos blessures restaient imprimées dans notre inconscient.

Une fois identifiés les faits, les causes, les problèmes, je pouvais en tirer des conséquences, je devais agir en fonction, essayer d'y pallier en mettant en place de nouveaux comportements et en ajustant mes prises de médicaments. Si on ne change rien, on ne peut pas vérifier ce qui va marcher ou non. Il faut essayer plusieurs fois et plusieurs stratégies, et cela au quotidien. J'ai dû définir mes priorités, ce qui impliquait le respect de mon corps et l'acceptation de mes limites. Une fois de plus, il me fallait être patiente. Tout cela ne s'est pas fait en un jour mais sur une dizaine d'années ! Le problème était que *j'étais tentée d'en refaire plus à chaque fois que cela allait mieux.*

J'oubliais alors les consignes et je me retrouvais piégée dans la douleur.

Aujourd'hui, je sais parfaitement ce qui me fait du tort et du bien. J'évite toute fatigue excessive, le bruit, les personnes nocives. Je prends régulièrement une canne pour me déplacer, ce qui allège la douleur de la marche. Dernièrement, lors d'une visite à mes parents en foyer résidence de personnes âgées, une vieille dame de quatre-vingt-sept ans marchait avec difficulté. Me permettant de lui demander pourquoi elle ne prenait pas de canne pour se soulager, elle m'a répondu avec virulence : « Pas à mon âge, je ne suis pas assez vieille ! » Cela n'a l'air de rien, mais j'ai dû prendre sur moi pour l'accepter dès la cinquantaine.

J'ai besoin d'une vie calme, près de la nature, d'une maison où je me sente bien et où nos amis aiment nous retrouver. J'essaie de me préserver de ce qui nuit à ma santé. Les moments de solitude me sont précieux. J'aime écrire, lire, regarder des films, des documentaires à la télévision, écouter de la musique, faire des choses banales et simples parce que finalement elles remplissent ma vie de façon harmonieuse. On a parlé de l'interaction entre le corps et l'esprit ; si la douleur se calme c'est aussi parce que l'esprit se calme. Mais ce n'est pas toujours le cas et mon corps me le rappelle aussitôt.

VI

Le chemin d'évolution et la découverte d'un équilibre

Accepter ce qui est, composer avec ce qui peine, qui entrave et qui fait souffrir. Renoncer à ce qui fait trop mal ou qui engendre impuissance et frustration, sans renoncer à la vie. Être patient, progresser peu à peu, faire de la place pour d'autres satisfactions. La peur, le regret, la revendication ternissent l'existence. Bien que normales, elles n'ont qu'un temps. Se dénigrer, dénigrer l'impuissance médicale ou attendre un miracle sont des impasses. C'est une lutte pied à pied, et parfois longue et difficile, de ne pas se laisser envahir par le négatif, les idées noires, mais elle est payante. On trouve des stratégies de détournement de l'attention, d'accès au calme intérieur, de joie dans de petites choses de la vie et dès lors la douleur recule, occupe moins d'espace dans la pensée et le ressenti.

13

AV – *Quels changements avez-vous opérés dans votre manière d'être, d'aborder la vie, de vous comporter ?*

JP – Tout d'abord, j'ai compris combien il était important de pouvoir exprimer mes émotions. Plus tard, j'ai appris comment les canaliser mais au départ tout était confus, je ne voyais pas les relations de cause à effet entre la perception de la douleur et les facteurs qui pouvaient agir sur cette perception. Maintenant, je peux plus facilement évaluer pourquoi, dans certaines situations, je suis plus sensible à la douleur. Cela m'aide d'ailleurs à me calmer, ou à relativiser.

Sur les conseils de mes médecins, après une longue réflexion, j'ai finalement demandé une mise en invalidité. Le fait d'arrêter de travailler m'a non seulement permis de prendre du temps pour me soigner, mais aussi de vivre plus, faire des choses plus tranquillement, cuisiner, prendre un thé, voir des amis. J'ai accepté de me faire plaisir sans me sentir coupable, par exemple passer une journée sans rien faire. Toutefois, pour d'autres douloureux, l'inactivité professionnelle n'est pas une panacée. « Elle peut induire une détresse émotionnelle, une baisse de l'estime de soi et une diminution générale de la motivation[1]. » Elle peut aussi amener de grandes difficultés personnelles, sociales et financières. Un cas n'est pas l'autre.

Quant à moi, j'ai surtout appris à me protéger, à dire non, et c'est sans doute ce qui m'a demandé le plus de travail. Les gens n'acceptent pas ou mal lorsqu'on refuse une invitation, une sortie, ils insistent parfois. Au début je n'avais soit pas envie, soit pas la force de refuser ou je restais frustrée de ne pas pouvoir faire comme mes amis. En fait, *il y a des tas de sollicitations auxquelles je ne peux répondre si je veux préserver ma santé*. Aujourd'hui je limite mes sorties, mais j'ai appris que je pouvais très bien vivre autrement. Je me fatigue vite, je dois choisir mes activités, mes sorties, en fonction de la douleur. Mes priorités sont réservées essentiellement à ma famille, à mes amis, à l'authenticité des rencontres de la vie. On peut lutter contre les obligations qu'on s'impose souvent soi-même. Je garde du temps pour maintenir mon programme de soins, et

---

1. Anne-Françoise ALLAZ, *Le messager boiteux : approche pratique des douleurs chroniques*, Médecine et Hygiène, 2003.

préserver ce que j'appelle mes jardins de silence. J'ai besoin de calme et de solitude, j'ai besoin de temps pour écrire, pour lire. J'ai besoin de vivre au contact de la nature. J'essaie de goûter la vie de façon positive, de ne pas perdre de vue l'essentiel. Je ne me disperse plus. Et si je dois dépasser un peu mes limites, cela reste un choix motivé et exceptionnel, à court terme. Car à long terme je renouerais avec la douleur et l'épuisement. Ce n'est pas sans danger. Je me sens vite mal, en déséquilibre, et j'ai besoin de retrouver mes repères.

Avec le soulagement de la douleur, je suis sortie aussi de mon *amertume chronique*, j'ai accédé à des compétences qui me permettent de vivre de façon beaucoup plus épanouie. Je ne veux pas que l'on se méprenne, j'ai mes moments de peine et de souffrance, mais j'ai accepté l'intemporalité des choses de la vie. Finalement, elle se déroule de séquences en séquences. Je ne pouvais pas rester focalisée sur le passé, l'écriture m'a permis de mettre de la distance avec mon histoire. Je crois avoir réussi à mettre à profit ce que j'avais vécu, une chance pour moi. C'est un atout majeur pour ne plus perdre de temps dans des futilités ou des obligations. *J'ai dû renoncer à vouloir la perfection, j'accepte l'incertitude*. Tout ce travail m'a aidée à contrôler aussi ma douleur et évidemment à agir sur elle. Parce qu'au fond contrôler la douleur oblige à une profonde réflexion sur soi. On n'est pas toujours prêt à cette confrontation. Et c'est de ce travail-là, de ces apprentissages que je me nourris maintenant pour mener ma vie. Il faut continuer d'apprendre. J'ai aussi compris que l'on est trop souvent dans l'attente des autres. Donner sans attendre de retour, cultiver l'indulgence envers les autres, cela ne va pas de soi. Tout le monde a des limites, on est souvent tenté de juger, et c'est à cela que je suis attentive.

14

AV – *Qu'en est-il actuellement ? Comment se déroule votre vie ?*

JP – Comme je vous le disais au début, la douleur est maintenant fortement soulagée. L'année 2008 a marqué encore un formidable progrès pour moi. Je vais de mieux en mieux. J'ai connu, pour la première fois de ma vie, une belle rémission prolongée pendant six mois malgré un épisode de douleur intense qui n'a duré heureusement que quelques jours. *Rémission pour moi signifie une douleur basse à modérée*, car la douleur varie dans la journée, mais elle reste gérable et contrôlable. La douleur des vertèbres cervicales est restée stable depuis ma dernière cure thermale, car, depuis trois ans, je m'accorde enfin ce bien-être-là. *Une cure thermale, c'est précieux.*

En 2008, pour ma troisième année de cure, j'avais opté pour un centre plus proche de mon domicile (moins de cent kilomètres). Lors de mes deux premières expériences, j'avais constaté que la fatigue d'un voyage trop long, en train ou en voiture, annulait les bienfaits du séjour thermal. Mon état de santé s'était dégradé le précédent hiver, recrudescence douloureuse au niveau de la hanche droite limitant le périmètre de marche à dix minutes avec utilisation d'une canne, douleurs exacerbées par la station assise prolongée, au point d'envisager une nouvelle intervention chirurgicale (ténotomie du psoas). Faisant le point avec le chirurgien, le médecin rhumatologue et celui de la consultation douleur, nous étions convenus ensemble d'attendre la fin de la cure pour prendre une décision et de reprendre les moyens que j'utilise maintenant depuis plus de douze ans pour gérer la douleur chronique, c'est-à-dire une réorganisation de mes limites et de mes activités, un travail sur le mental, l'antalgie et le lâcher-prise. L'ensemble des soins réalisés à la cure ont permis, après la réaction habituelle de fatigue et hausse de la douleur la première semaine, de baisser les antalgiques de moitié à la fin du séjour. Quinze jours après la fin de la cure, je réduisais les doses de nouveau. Un mois et demi après la fin de cure, je ne prenais plus d'antalgiques pendant la journée, ni paracétamol ni codéine. Le médicament antidépresseur à visée antalgique, soit 25 mg de clomipramine par jour, suffisait à apaiser la brûlure. D'autre part, j'avais repris des forces physiques et psychologiquement, je me sentais très bien. J'avais retrouvé de l'équilibre, mes douleurs de jambes étaient fortement diminuées, la brûlure du sacrum restait basse à modérée, les douleurs des vertèbres cervicales bien atténuées. Nous avons renoncé à l'intervention chirurgicale et même annulé une infiltration du psoas au contact de la prothèse. Pour la première fois depuis des années, je n'ai pas eu recours aux séances de kinésithérapie durant l'été. J'ai pu espacer mes séances d'acupuncture de trois semaines dans les premières années à maintenant huit semaines. Je trouve en cure ce que je viens chercher, *de l'antalgie*. Le respect des consignes données lors des visites médicales de cure a sans doute participé à cette réussite. En effet, cette année, la salle de repos des curistes étant particulièrement bien aménagée, je me suis reposée chaque matin en fin de soins avant de repartir à domicile, et j'ai pratiqué, en début d'après-midi, la relaxation et l'autohypnose. Si la cure thermale permet d'être pris en charge pendant trois semaines pour des soins antalgiques et relaxants, elle m'oblige aussi à me prendre en charge (suivre un planning, m'orienter, m'adapter, m'éloigner de ma famille...), elle questionne aussi sur la relation à son propre corps (douleur, pudeur...), elle apprend à relativiser son handicap et engage à s'ouvrir aux autres. En ce qui me concerne, la cure thermale participe en complément des autres soins médicamenteux ou alternatifs à une meilleure qualité de vie. C'est un temps que je m'accorde à moi, moi seule, rien que du bien-être.

Lorsque la douleur est de nouveau un peu plus élevée au niveau du bassin et des hanches, on s'emploie avec mes médecins à veiller sur elle. Cela me demande juste un peu plus de vigilance. *Mes médecins et thérapeutes restent mes coaches, mais c'est moi qui tiens les rênes*.

Ma vie a complètement changé même si la douleur fait encore partie de mon quotidien. Je l'ai acceptée. Je vis maintenant avec elle autrement, bien mieux qu'avant parce qu'elle reste gérable et tolérable. J'ai retrouvé une bonne qualité de vie, et j'accepte mes limites. Je mène une vie normale qui exige beaucoup de repos, mais dans laquelle je peux aussi choisir des activités compatibles avec mes possibilités et mener mes soins avec sérénité. Jour après jour, consacrer du temps à la relaxation, au repos d'une part et à l'hypnose d'autre part. Ainsi, je nourris mon corps et mon bien-être, en tout cas, c'est comme cela que je le vis. J'ai envie maintenant que cette expérience s'inscrive dans mon corps pour durer un peu.

Il n'y a pas de recette miracle, ni de douleur zéro, mais je vis des moments de répit et des périodes plus douloureuses qui, je le sais, peuvent être redoutables. Cependant, maintenant, ces moments restent brefs, moins d'une semaine, quand ils duraient autrefois plusieurs mois. Avant le centre antidouleur, je n'arrivais pas à trouver de répit, c'était un cercle infernal. Il m'a fallu du temps pour *modeler une vie différente de la moyenne des gens,* adaptée à ma condition. Il faut du temps pour l'accepter et réussir à la faire bonne. Cela représente des années de travail sur moi-même. J'ai dû accepter de me mettre en question et de prendre la vie autrement.

15

AV – *Qu'en pensent votre famille et vos amis à présent ?*

JP – Depuis que je vais mieux, toute la famille va mieux. En soignant une personne qui souffre, on soigne aussi ses proches. Mon mari, toujours directement concerné, ne souffre plus de son ulcère à l'estomac. Il prend enfin soin de sa santé lui aussi. Il est heureux « que je m'en sorte si bien ». Il a toujours été à mes côtés un grand soutien. Il reste cependant plus affecté que moi moralement lorsque la douleur se fait de nouveau plus intense. Ses peurs reviennent. Il craint toujours que je ne sois pas suffisamment soulagée, ou que je doive reprendre une couverture médicamenteuse trop lourde. C'est arrivé en septembre 2008, j'étais très mal pendant trois-quatre jours, j'ai dû le rassurer, lui expliquer que j'avais besoin de quelques jours pour que la situation se rééquilibre. C'est donc moi qui le rassure, cela suppose que je ne m'affole pas non plus.

Notre fils, lui aussi, reste très protecteur avec moi, mais vole de ses propres ailes.

Ma famille, comme mon fils et mon mari, constate ma meilleure santé. Ils savent aussi quelle hygiène de vie j'ai dû adopter pour retrouver un visage humain.

Certains amis qui ne m'ont pas vue depuis longtemps sont étonnés de me voir « en pleine forme », « épanouie »! Les fidèles amis profitent avec moi des bons moments de la vie. Leur amitié est précieuse. Mes amis le savent, même lorsqu'ils viennent plusieurs jours à la maison, je garde mes habitudes et je m'éclipse régulièrement pour faire mes pauses et me recentrer sur moi, pour ne pas laisser la douleur gagner du terrain, car *toutes ces émotions joyeuses ou festives activent chez moi la fatigue et la perception de la douleur*.

VII

Les outils thérapeutiques

Pour aller mieux, changer est merveilleux. C'est vrai dans tout processus thérapeutique et cela comporte de la part de la personne qui souffre une grande implication. Comprendre et se comprendre, oui, c'est nécessaire, mais changer son attitude, son mode de vie et son comportement, jour après jour, pour se faire du bien, quoi de plus indispensable ? Pauses, alternance d'activité et de récupération même brève, exercices respiratoires et relaxation, recherche du calme intérieur et du détachement, massage gratifiant, compréhension et maîtrise de la prise médicamenteuse, et puis l'autohypnose si riche en possibilités. Le panel thérapeutique, le douloureux peut le moduler en douceur selon son évolution. Mais c'est l'ensemble de ces outils qui est efficace, car chacun va toucher le cœur du problème par des voies différentes.

16

AV – *Pouvez-vous expliquer les moyens à mettre en œuvre, décrire dans les détails comment vous faites pour gérer votre douleur ?*

JP – En ce qui me concerne, j'avais besoin de comprendre la complexité d'un phénomène comme la douleur chronique. Pour toute personne qui souffre, il est essentiel d'apprendre comment la gérer. Dans les soins de la douleur, l'écoute est une condition nécessaire à la relation de confiance, basée sur la reconnaissance et le respect, mais elle n'est pas suffisante. Deux autres conditions sont nécessaires pour permettre le soulagement de la douleur. D'une part, la mise en place d'une stratégie antidouleur efficace, l'approche globale et plurimodale, la cohérence des soins et des discours ; d'autre part, l'implication du malade.

Le médecin est le pilote, qui met en place une stratégie, le patient le copilote[1]. Si le malade ne participe pas au plan d'action décidé en commun, s'il ne fait pas ses repérages, ni son travail, l'équipage va dans le décor.

Dans la lutte contre la douleur chronique, le patient devient nécessairement acteur dans la prise en charge de son traitement. Un traitement ou un médicament ne peut à lui seul soulager la douleur durablement. La douleur chronique est exigeante ; dans ce domaine, la prise en charge se conjugue sous deux formes : être pris en charge, c'est la responsabilité du médecin et se prendre en charge, celle du malade. Je ne dois pas attendre plus de mon médecin que de moi-même. Cette implication m'a aidée à me reconstruire et à retrouver de l'autonomie. C'est la substance de mon parcours. J'ai dû y mettre des moyens.

J'ai commencé, si je peux employer cette image, par une mise à nu. Mon corps et mon esprit me torturaient. Je faisais totalement confiance au médecin pour la part qui lui revenait. Moi, je devais agir sur ce qui s'ajoutait à ma douleur. J'avais mal, et j'allais mal. J'avais besoin d'évacuer toutes les émotions refoulées depuis tant d'années. L'injustice, l'incompréhension de ma

1. Patrice QUENEAU et Damien MASCRET, *Le malade n'est pas un numéro !*, Odile Jacob, 2004.

situation, la colère, mais aussi toutes mes peurs, mes angoisses, mes doutes, mes certitudes, mes frustrations, et la perte d'estime de moi. Reconnaître mon impuissance à m'en sortir seule, faire taire mon orgueil. Face à la maladie, je pense que nous n'avons pas d'autre choix que celui de l'humilité. J'ai accepté, malgré mes réticences, l'aide d'une psychiatre. Être confrontée à ses peurs, ses ressentis, ses limites, est perturbant, et oblige de *passer de la plainte au questionnement*. Qu'est-ce que je pouvais faire face à cela et surtout qu'est-ce que je voulais faire ? Je voulais avoir moins mal afin d'être plus heureuse. Je faisais mes premiers pas d'un retour vers la vie. Je devais mettre en œuvre tous les moyens possibles pour réussir. Il me fallait apprendre, chercher comment le faire avec succès. J'avais quarante-cinq ans, je ne pouvais plus attendre, remettre au lendemain.

Certains comportements ont été plus faciles à changer que d'autres, mais j'ai vite compris qu'un changement de mode de vie était irrémédiable. Tout d'abord, bien que j'aie essayé d'en différer l'issue en reprenant à mi-temps, j'ai dû arrêter de travailler définitivement pour me soigner efficacement. À l'évidence, mon travail de secrétariat en bibliothèque accentuait mes problèmes de douleur, car je souffre en positions assise et debout prolongées. D'autre part, la journée continue ne me permettait pas de faire une pause récupératrice, et même à mi-temps, j'allais au-delà de ce qui était supportable. Arrêter le travail m'a permis de m'organiser un emploi du temps sur mesure.

Ma journée se décompose en moments de repos et moments d'activité. Les moments d'activité restent courts, j'alterne les positions debout, assise et allongée. Je suis plus active le matin, privilégiant ce moment si je dois sortir. Le matin je m'accorde aussi une heure, parfois un peu plus, à l'ordinateur, en essayant de faire attention à ma position assise. Je mets mon collier cervical. Après, j'applique les conseils de ma kiné et je fais quelques exercices lents de nuque, d'épaules et de respiration. J'ai complètement changé en effet le moment où je fais quelques exercices. Lorsque j'avais écrit mon livre *À la douleur du jour*, j'étais un peu dans l'excès. J'ai réaccordé mon violon. Je fais moins d'exercices sollicitant mes hanches à cause de mon problème permanent côté prothèse, et je privilégie la respiration et les mouvements qui m'aident à garder une certaine souplesse de la nuque. J'ai réduit mes exercices mais je peux les répéter plusieurs fois dans la journée pour me décontracter. Pour cela, je m'allonge au sol, et je prends le temps de suivre ma respiration, en respectant les trois temps : j'inspire profondément en gonflant le ventre, je soulève le diaphragme, puis je souffle pour sentir les effets de la décontraction jusque dans le bas du dos. Je peux aussi m'adosser contre une porte, un mur, le dos plaqué, la tête bien droite dans l'alignement de la colonne vertébrale et je me concentre sur la respiration. Cela ne prend que quelques minutes.

Mes après-midi sont calmes, consacrés à la lecture, ou à regarder un film. Ils débutent invariablement par une séance de relaxation. Je m'allonge trente minutes, voire une heure après le repas. Je rejoins mon lit très tôt le soir avant que la douleur ne prenne de l'ampleur. J'ai acheté un lit électrique qui me permet d'être confortablement installée lorsque je veux lire, faire des mots fléchés ou regarder la télévision. Si je dois sortir, je prévois de me reposer tout l'après-midi afin de profiter de la soirée, et je prends des antalgiques appropriés.

Après l'arrêt du travail et l'aménagement de mon mode de vie, j'ai intégré depuis trois ans maintenant le *massage relaxant* de l'ensemble du corps. J'y vais régulièrement, une fois la semaine l'hiver, tous les quinze jours l'été. Ce massage, complètement différent du massage du kinésithérapeute, m'a permis de me réconcilier avec mon corps plus en profondeur. Une fois de plus, le massage fait appel au lâcher-prise, lâcher-prise sur mes pensées pour me concentrer sur les sensations du corps. Trois ans après mon premier massage où tout mon corps était hypertendu, je réussis bien à relâcher une à une les parties de mon corps. J'ai découvert ainsi le plaisir du toucher doux et respectueux qui n'a pas d'autre but que le bien-être. Je l'avoue, j'en suis devenue fan, j'aurais maintenant du mal à m'en passer. D'ailleurs, le toucher favorise la production d'endorphines grâce aux capteurs de la peau. Pourtant, sans l'insistance de mon mari, je n'aurais pas franchi le pas, je culpabilisais de faire cette dépense alors qu'au final j'en retire tant de bénéfice. Pour mieux me soigner, j'ai aussi fait le choix de ne pas dépenser en superflu, je sors peu au restaurant, j'ai renoncé aux spectacles, au cinéma et aux voyages, privilégiant ainsi les soins du corps. Je vous l'ai dit, dans ma vie c'est le calme qui prédomine. *Le calme est mon ami et ma source d'équilibre*.

J'ai fait et je continue un grand travail sur mes émotions. Cela se traduit au quotidien par des petits riens qui se révèlent efficaces. Par exemple, si je casse le vase qui me vient de ma grand-mère, l'événement est regrettable certes mais pas dramatique. Je regrette ma maladresse mais j'accepte le fait, je ne verrai plus l'objet qui me tenait à cœur. C'est tout. Et surtout je n'ai pas à me mettre en colère contre mon conjoint qui n'est pas responsable de ma maladresse et de ce que je ressens. De même, dans une situation désagréable, *j'évite de m'énerver*, c'est de l'énergie perdue pour rien, autant prendre le temps de respirer. Et si cela arrive, j'essaie de reprendre le contrôle sur moi. Au bout du compte, ces efforts finissent par être bénéfiques, et c'est l'attitude face à la vie, aux ennuis, aux blessures, aux deuils à faire qui change aussi. Par exemple, depuis un an, je n'écoute les informations qu'une fois par jour, une façon de me défendre des agressions de ce monde. Ainsi, je découvre que des solutions peuvent venir de moi et pas seulement des autres. Je me demande souvent ce que je peux faire pour moi, pour me sentir mieux. Mais c'est aussi une leçon de vie que j'avais reçue de mes parents et grands-parents. J'ai toujours su que la vie était difficile.

Les conseils de mes thérapeutes ont été très stimulants et rassurants. J'ai aussi découvert les bienfaits de l'acupuncture et de l'auriculothérapie. J'ai rééquilibré mon alimentation, facteur essentiel de la bonne santé. Je surveille mon poids sachant que la prise d'un kilogramme multiplie considérablement la pression au niveau de mes hanches et de mon dos. Ne croyez pas que je ne doive pas faire d'efforts, je suis gourmande moi aussi.

Aujourd'hui, je crois que mon cerveau s'est adapté. D'abord, je ne passe plus des journées entières concentrée sur mes douleurs, *mon cerveau zappe régulièrement*. Il s'est détaché de la douleur et sait retrouver de lui-même les ressources à appliquer pour m'éviter des situations dangereuses. Régulièrement, il envoie des signaux d'alarme à travers mon corps, ma nuque, mes hanches, mon bassin. À ce moment-là, il attend de moi une réponse : soit de faire une pause, un peu de relaxation, soit de prendre des antalgiques. C'est comme des panneaux de signalisation, lorsque le conducteur voit le panneau ralentissement de vitesse, ou un feu rouge, c'est à lui d'appuyer sur la pédale du frein, et s'il se trouve devant un sens interdit, il emprunte un autre chemin. *Les limites sont là aussi pour nous protéger.*

17

AV – *Qu'en est-il des médicaments ?*

JP – Sur ce plan-là aussi, j'ai dû faire confiance au médecin comme lui-même a dû me faire confiance.

C'est un contrat entre nous. Il sait ce qu'il fait, et m'avertit des effets positifs et secondaires des antalgiques. J'accepte donc les prescriptions qui me paraissaient pourtant démesurées au début.

Il faut savoir qu'il y a trois paliers d'antalgiques, classés en fonction de leur pouvoir antidouleur :

- Le palier 1 : le paracétamol, l'aspirine
- Le palier 2 : des substances opiacées dites faibles (la codéine, le tramadol, le dextropropoxyphène)
- Le palier 3 : des substances opiacées dites fortes comme la morphine.

Le médecin prescrit au cas par cas et les prescriptions peuvent varier selon la sensation douloureuse et les différentes étapes du traitement. Le but reste le même, soulager la douleur. Dans mon cas, mon médecin, après la toute première évaluation, m'avait prescrit des antalgiques du palier 2, associés à un antidépresseur, un antiépileptique, et un somnifère. Je prenais aussi de temps en temps un décontractant musculaire. Il se gardait la possibilité de monter d'un cran si le résultat n'était pas satisfaisant.

J'ai dû intégrer des consignes opposées à celles reçues jusqu'alors, apprendre à gérer les médicaments, les prendre à heure fixe en adaptant le dosage à l'intensité de la douleur. L'optique est d'anticiper son apparition et non plus seulement de la soulager quand j'ai trop mal ! J'ai découvert ainsi une nouvelle manière de faire : *prévenir la douleur*. Traiter au coup par coup, comme je l'avais toujours fait, et comme on me l'avait toujours prescrit, n'était pas la bonne méthode en douleur chronique. J'ai longtemps eu du mal à l'appliquer, les habitudes sont tenaces.

Le plus dur pour moi a été d'anticiper. Pendant longtemps, j'avais des scrupules à prendre les antalgiques, essayant le plus souvent d'en prendre le moins possible ou pas du tout. Mon erreur la plus fréquente était de sous-estimer la douleur, ou le retour de la douleur, je ne prenais pas alors les bonnes quantités et la douleur finissait par reprendre de l'ampleur. Et puis les pressions sont nombreuses autour de nous, douloureux. Il y a l'étonnement familial : « Tu dois prendre tout cela ! » J'ai dû aussi leur expliquer pourquoi. Lorsque les remarques viennent du pharmacien : « Vous êtes sûre que je vous donne tout ? », ou : « Il ne faut pas vous habituer à cela », ou d'un autre médecin qui vous dit exactement le contraire de votre médecin de la douleur, c'est déconcertant et cela suscite le doute. Les témoignages reçus à l'Association francophone pour vaincre les douleurs, AFVD[1], montrent malheureusement que le discours est toujours d'actualité. Trop de professionnels de santé pensent encore que les médecins de la douleur nous droguent, d'autres qu'ils font une médecine placebo. Cette opinion est relayée par les malades eux-mêmes. En fait, on entend plus souvent parler des échecs plutôt que des réussites, les histoires sont tellement différentes et les situations si complexes.

Bien sûr, comme beaucoup, j'avais peur des effets secondaires des médicaments et principalement de la dépendance. Mais mon médecin a toujours répondu à mes questions et à mes peurs, recommençant l'explication chaque fois qu'il sentait le doute s'installer. D'ailleurs plusieurs fois, de mon propre chef, je n'ai pas résisté à la tentation de baisser les doses d'antalgiques

1. AFVD (Association francophone pour vaincre les douleurs) : www.association-afvd.com

ou de sauter des prises, pensant que la bataille était gagnée. *J'ai compris ma douleur*, c'est le cas de le dire ! Sur mon insistance, aussi, par deux fois, le médecin a accepté de supprimer l'antidépresseur. L'antidépresseur, le médicament qu'il est si difficile d'accepter ! Je l'associais à une faiblesse. Combien de fois ne m'a-t-il pas répété qu'à la dose prescrite – 25 mg –, les molécules de cet antidépresseur agissaient comme un antidouleur ? Après deux rechutes, j'ai fini par complètement intégrer qu'il m'était indispensable pour soulager efficacement les brûlures que je ressens au niveau des vertèbres lombaires et du sacrum. Cette année, pendant plusieurs semaines de suite, je n'ai pris que cette couverture médicamenteuse, gérant les autres douleurs uniquement par la relaxation et l'autohypnose. Les antidépresseurs ont mauvaise presse, peut-être en raison d'un usage parfois inapproprié. Je préfère prendre ce médicament plutôt que de subir la douleur.

Les antalgiques du palier 2 et 3 provoquent de la somnolence dont il faut se méfier. Au volant, on manque de réflexe, il faut éviter de conduire. J'ai eu un accident, sans gravité heureusement, lorsque je prenais beaucoup de comprimés avec de la codéine. Je pense que l'on n'en parle pas assez alors que cela arrive souvent. Il faut aussi traiter la constipation. Une transpiration excessive peut être incommodante.

Il existe maintenant des produits dont les effets secondaires sont réduits et qui procurent une couverture douleur prolongée. D'après ce qui m'a été relaté par d'autres douloureux, ces produits permettent à de nombreux malades de maintenir leur activité professionnelle. Il faut apprendre avec son médecin à les utiliser et ne pas hésiter à lui poser des questions. Ce n'est qu'en adhérant bien au traitement que les résultats seront positifs. La consultation douleur est là pour revoir régulièrement avec le médecin les résultats obtenus. Mon traitement médicamenteux est adapté en fonction des objectifs atteints. Il a plusieurs fois varié au cours de ces douze dernières années. Il m'a parfois fallu reprendre des doses plus fortes comme au début de mon traitement. Aujourd'hui, j'ai une faible couverture médicamenteuse, la douleur s'est régularisée petit à petit et chaque jour, elle fonctionne sur le même schéma, s'accentuant au fil de la journée. J'ai adapté ma prise d'antalgiques et mes activités en fonction de cette exigence. Et lorsque je dois y déroger, par exemple, pour un voyage en voiture ou une sortie chez des amis, j'augmente les doses, et j'adapte si possible mes périodes de repos autrement, en prévention et en récupération. L'aide médicamenteuse reste pour moi précieuse, même si ma consommation d'antalgiques a considérablement baissé. Je ne me considère pas comme une droguée car je prends mes médicaments uniquement pour soulager la douleur, et avec succès. Quand par le passé six comprimés de 500 mg de paracétamol codéine par jour n'avaient aucun effet durable sur la douleur, un seul comprimé suffit, même 1 g de paracétamol agit maintenant. Ces derniers douze mois, je n'ai utilisé qu'une douzaine de comprimés de relaxant musculaire. Je prends aussi régulièrement le traitement d'appoint prescrit par la rhumatologue pour les douleurs de l'arthrose, il y a eu d'abord la glucosamine, puis depuis trois ans alternance de chondroïtine et de diacerhéine. En complément, je fais régulièrement des cures de magnésium, minéraux et vitamines.

18

AV – *À votre avis, l'hypnose est-elle un outil magique qui sauve une fois pour toutes de la douleur ?*

JP – En douleur chronique il ne faut attendre aucune recette miracle, aucune baguette magique. Mais *l'hypnose est un outil merveilleux dont beaucoup de patients se privent, c'est un plaisir de l'utiliser*. Le mot peut inquiéter, c'était mon cas au début car je n'avais jamais entendu parler d'autohypnose, je ne connaissais que l'hypnose spectacle. L'autohypnose thérapeutique, telle qu'elle est pratiquée et enseignée par les médecins et les psychologues, fait appel à l'imaginaire, cette technique permet de modifier la perception de la douleur. Elle suppose un apprentissage, un entraînement. J'avais suivi une formation de cinq séances au centre antidouleur au début de ma prise en charge. Depuis douze ans, je prends le temps nécessaire pour m'y consacrer. C'est une des premières difficultés, pouvoir et vouloir faire une pause dans la journée. Au début de mon traitement, comme j'étais en arrêt maladie, je le faisais deux à trois fois par jour. Aujourd'hui, je le fais quotidiennement au moins une fois. Régulièrement, j'introduis des mini-pauses dans la journée entre deux activités, ou lorsque je perçois une augmentation de la douleur, pour récupérer un peu, pour me recentrer sur moi. Je dois préciser que mes temps de pause sont décomposés en plusieurs phases. D'abord, je débute par un temps de relaxation, qui commence généralement par une concentration sur la respiration. J'ai besoin d'être allongée dans la pénombre et le calme de préférence. Je veille à ne pas être dérangée. Après, suivant mon état d'âme, ou suivant l'intensité de la douleur, j'opte pour une relaxation guidée (on trouve quelques bons enregistrements dans le commerce) ou je me dirige moi-même vers mes images, mes paysages, mes imaginations. *Le but est de s'évader de la douleur, de ressentir son corps autrement.* La difficulté est de ne pas se laisser envahir par les pensées négatives ou les préoccupations de la journée, ce qui se produit souvent. Il faut arriver à se relaxer physiquement et mentalement. Ce n'est pas évident, il y a des jours où je n'y parviens pas si je suis trop préoccupée par un quelconque souci, alors mon corps reste frustré.

D'autres fois, peut-être que je suis plus dans la « méditation », c'est un bien grand mot, disons une sorte de recueillement sur moi-même, et en effet je suis plus concentrée sur mes émotions et ma pensée. Je cherche alors à travailler sur ces émotions et ces pensées, soit parce qu'elles influencent négativement la douleur ou inversement, pour qu'elles agissent positivement sur mon corps.

L'hypnose est un état de distraction qui nous arrive à tous plusieurs fois dans la journée ; au lieu d'être attentif à ce que l'on est en train de faire, on est ailleurs. Notre esprit est donc capable de se dissocier de ce que l'on fait pour se concentrer sur autre chose. Alors, utilisons cette capacité à mettre en œuvre sa volonté pour faire marcher son esprit. « Sers-toi de ta tête », me disait ma mère. Il faut s'entraîner régulièrement pour obtenir des résultats. Souvent, je m'en suis servie pour calmer ma colère, mes impatiences, mes angoisses et mes peurs mais surtout pour atteindre les objectifs que je m'étais fixés. Je me suis appliquée à voir les bons côtés des choses, à être plus optimiste, à me focaliser sur ce qui va plutôt que sur ce qui ne va pas. En changeant ma manière de penser, j'ai aussi changé ma manière d'être. Ainsi j'ai avancé d'étape en étape pour en arriver à être plus sereine et *à vivre en paix avec le passé et avant tout avec moi-même*. J'ai pu sortir de la dépression et retrouver une énergie quotidienne. C'est comme si l'hypnose agissait comme un antidépresseur. Et puis, *c'est étonnant de voir à quel point l'imagination peut prendre le pas sur la réalité*.

Tout cet apprentissage m'a permis de mieux contrôler mes émotions dans le quotidien, ce qui ne veut pas dire que je suis devenue insensible, mais elles ne me chamboulent plus autant qu'avant. Et si cela arrive, j'essaie d'en contrôler les conséquences, avec au bout du compte un impact sur ma douleur. Il y a plein de situations dans la journée où l'on peut l'appliquer.

À d'autres moments, un bon film a cet effet hypnotique tout comme un livre ou des chansons, de la musique.

Je veux signaler qu'il est important d'être guidé par ses thérapeutes car tous ces exercices de relaxation et d'hypnose peuvent faire remonter à la surface des blessures enfouies. Je me suis retrouvée confrontée à elles, en même temps que je découvrais des ressources cachées. J'ai pu en parler et ainsi faire des recoupements qui m'ont permis de mieux comprendre mon histoire. Et loin de me fragiliser, tout ce travail m'a rendue plus forte psychologiquement, et m'a ainsi permis de réduire mes doses d'antalgiques, d'avancer vers un soulagement physique.

VIII

Conseils et conclusions

La douleur n'est pas immuable : comme l'intensité d'un son que l'on peut augmenter ou réduire jusqu'au silence, la sensation douloureuse et les émotions qu'elle engendre sont modulables. Il est bon de s'en rappeler face à l'anxiété et au découragement qui guettent. Ce guide est destiné à permettre aux douloureux de comprendre pourquoi ils peuvent garder l'espoir, à leur montrer les voies pour accéder au soulagement et à les encourager dans leur mise en œuvre persévérante des moyens thérapeutiques. Le but est qu'eux aussi un jour puissent dire : « J'ai mal et je vais bien. »

19

AV – *Quels conseils donneriez-vous aux personnes qui comme vous souffrent de douleur pendant tant d'années, quand rien ne marche ?*

JP – Retourner vers les médecins.

J'ai eu et j'ai encore aujourd'hui, pour ma part, beaucoup de chance sur mon chemin de « guérison ». Je n'ai pas de recette miracle à proposer. Je pense qu'il vaut mieux à nouveau en parler avec son généraliste, lui poser les questions qui inquiètent et lui demander, au cas où les traitements sont inefficaces, s'il envisage une prise en charge spécifique en consultation douleur. S'il ne veut pas, il faut savoir pourquoi et peut-être songer à changer de médecin s'il n'est pas convaincant. Si rien ne marche, il faut continuer de chercher pourquoi. Tout a-t-il été mis en œuvre, côté malade, côté médecins ? Il faut parfois reprendre le parcours à zéro. Voir où le bât blesse, continuer à demander de l'aide.

Le danger est de se résigner et de ne pas sortir du cercle vicieux de la douleur. Le contrôle de la douleur est une discipline, et exige beaucoup de rigueur de la part de la personne douloureuse chronique elle-même. Je vous l'ai dit, cette personne doit être partie prenante à vie dans son traitement. Avec l'aide des thérapeutes, elle doit trouver ses forces, ses ressources, ses remèdes. S'il y a miracle, il est en chacun de nous, dans les motivations, dans la volonté, le courage, dans les facultés de lâcher prise, de tolérance et d'humilité. Nous avons tous des deuils à faire et des combats à mener.

Vous le savez, ce qui réussit avec l'un ne marche pas forcément avec l'autre. Il est difficile de comparer. C'est tentant de vouloir donner des conseils, et on le fait tous, surtout à nos proches. Je témoigne de mon parcours et de mon expérience pour laisser un message d'espoir et dire que *c'est possible si on ne se positionne pas comme victime*. Ce qui ne veut pas dire subir la douleur. Accepter ce n'est pas se résigner, c'est accepter la réalité. Ce n'est pas seulement une notion intellectuelle, mentale, il s'agit du corps tout entier. Il est indispensable d'y mettre du sien, mettre en pratique à la fois les méthodes et les ressources dont on dispose. Il est nécessaire de s'impliquer. Je crois qu'il faut aussi de la volonté, faire des efforts même si ce mot a mauvaise presse. Avancer pas à pas prend du temps. Cela peut paraître dur comme constat, implacable même, mais pourtant, maintenant que j'ai appris à mieux connaître l'adversaire, je ne veux plus me laisser abattre. Le pire était de devoir combattre un ennemi invisible. Il faut aussi, comme moi, rencontrer les bons médecins. Douze ans après, vu les témoignages entendus et les nombreuses lettres que j'ai reçues, je regrette de devoir encore le dire, tous ne sont pas au courant. Les médecins à l'écoute, à mon avis, sont souvent ceux qui ont expérimenté dans leur chair la douleur, ou qui ont assisté à la torture d'un être cher, ceux-là ne renvoient pas le malade en lui disant qu'il n'y a rien à faire. C'est un véritable traumatisme de se savoir impuissant.

Je ne juge pas les personnes douloureuses qui restent convaincues d'avoir affaire à la fatalité, qui ne veulent pas se faire aider. Au départ, il faut sans doute des motivations, je les avais. J'ai appris aussi qu'on ne peut pas aider quelqu'un qui ne veut rien changer à ses comportements ou qui refuse de se soigner. Parfois, la vérité est dure à entendre, la réalité effrayante.

Certaines douleurs résistent aux traitements dont on dispose actuellement, c'est terrifiant ! Vivre sans soulagement n'est pas vivre, et je sais qu'on peut en perdre le désir. Je ne comprends toujours pas pourquoi, ni comment, certains médecins refusent encore de donner les moyens de soulager la douleur, certains patients continuent de la subir quand il est possible de faire autrement. J'aimerais que mon expérience encourage les personnes qui souffrent à *ne pas rester esclaves de la douleur*. Elles doivent savoir qu'il y aura beaucoup d'efforts à faire, de larmes encore à verser, de bouleversements, des ruptures parfois, des voyages vers l'inconnu aussi car nos habitudes sont tenaces et nous pouvons toujours trouver des excuses, mais au bout du tunnel, c'est la vie qui renaît.

Souvent, d'autres personnes affligées de douleur m'ont dit : « Toi, tu as de la chance. » C'est vrai, j'ai de la chance… mais jour après jour j'y travaille ! Et comme le dit si bien une amie durement éprouvée : « Nous sommes dans notre immobilité physique apparente sans cesse en mouvement intérieur. » C'est vrai, on ne peut arrêter de penser, de sentir, d'éprouver des émotions. Pour moi le chemin de guérison continue. *Seule l'action permet d'arriver à aller bien malgré la douleur*. Pour y parvenir, j'ai dû reconstruire mon intégrité, corps et esprit. Même si la douleur n'est pas complètement absente de mon corps, la souffrance qui l'accompagnait a été réduite à un point que je ne pouvais imaginer il y a douze ans. Je remercie tous ceux qui ont participé à cette victoire ! Je suis revenue de la mort. Mais je reste lucide. Je vais bien aujourd'hui, mais vieillir veut dire accueillir d'autres douleurs, alors, en attendant, je savoure le présent.

20

AV – *Quelles sont vos conclusions ?*

JP – Pour beaucoup de malades chroniques, soulagement ne veut pas dire absence de douleur mais présence de moments de rémission et accession à une meilleure qualité de vie. « *Guérir* », *c'est contrôler la douleur*. Le contrôle de la douleur c'est un grand travail d'écoute et d'adaptation. Il n'y a pas de recette miracle, les médecins ne sont pas des prophètes ni des magiciens.

Ce qui m'a frappée, c'est le rapport au temps. Il m'a fallu beaucoup de patience et d'années, douze ans en l'occurrence, pour réaliser cet équilibre infiniment précieux. De nombreuses fois j'ai été abasourdie, lors de réunions de groupe, de l'exigence formulée d'un soulagement et d'une guérison immédiats. Exigence partagée par certains médecins. L'entourage attend lui aussi des résultats spectaculaires, au risque de communiquer son découragement au patient. S'adapter prend du temps. Apprivoiser la douleur également, c'est un travail quotidien, et permanent.

Accepter n'est pas subir, ni se résigner. Accepter la douleur, c'est ne plus se rejeter soi-même. *L'acceptation est la volonté de vivre avec et en dépit de la douleur.* Douleur et souffrance sont intimement mêlées. Pourtant, même quand la douleur ne peut être complètement éradiquée, elle peut être soulagée, alors la souffrance se réduit et même de façon étonnante. Il faut s'en donner les moyens, ne plus être victime, c'est possible si nous le voulons vraiment. S'il existe une responsabilité partagée entre médecins et patients face à la maladie, les patients restent majoritairement peu préparés à la prise en charge de leur maladie. Ce n'est qu'en les informant, en leur donnant les moyens d'apprendre à la gérer qu'ils deviendront véritablement responsables. Quand la douleur est soulagée, chacun peut trouver sa recette de vie.

Alors, la personne douloureuse pourra dire : *J'ai mal et je vais bien.*

Postface

par le Pr Patrice Queneau,
membre de l'Académie nationale de médecine

J'aime beaucoup ce *Guide du douloureux chronique*, entretien entre Jocelyne Paderi et Anita Violon. D'une lecture agréable et facile, il complète à merveille *À la douleur du jour,* ce cri de Jocelyne Paderi qui faisait écho au mot terrible d'Alphonse Daudet, dans son livre coup-de-poing *La Doulou* (*La Douleur*), écrit dans le provençal de son enfance :

> *– Qu'est-ce que vous faites en ce moment ?*
> *– Je souffre ! Douleur qui se glisse partout... C'est une infiltration...*

Où en sommes-nous aujourd'hui ? Le malade douloureux est-il reconnu, entendu, écouté, cru, pris en charge ? Le dialogue entre Anita Violon et Jocelyne Paderi vaut tous les discours.

Chère Anita, chère Jocelyne, avant tout un immense merci. Vous redonnez l'espoir aux douloureux chroniques. La seule médecine qui vaille est celle qui guérit et apaise. Grâce aux soignants qui vous ont (enfin !) comprise et à votre combat personnel, vous rompez, chère Jocelyne Paderi, le cercle vicieux de l'équation : « J'*ai* mal = je *suis* mal, je *vais* mal. » Pour conclure par cette exhortation : « Alors la personne douloureuse pourra dire : *J'ai mal et je vais bien !* »

Quel message d'espoir face à l'*itinérance* de ces « patients » qui vont d'échecs en dénis (« Tout est dans la tête »), tout cela pour avoir raté leur « examen de passage somatique[1] », avec cette trajectoire qui mène trop souvent, comme vous le dites si bien, à la honte, à la culpabilité, à l'impuissance, à l'isolement, au désespoir. Et Dieu sait combien *l'espoir est thérapeutique* !

Vous avez réussi à ne jamais *lâcher prise.* Déterminée dans votre match face à la maladie, vous êtes devenue le *copilote*[2] du traitement de vos douleurs chroniques. C'est aussi le combat d'une équipe, autour d'Anita Violon et de Claire Delorme[3], à l'écoute déterminante,

---

1. P. QUENEAU et G. OSTERMANN, *Soulager la douleur*, O. Jacob, 1998.
2. P. QUENEAU et D. MASCRET, *Le malade n'est pas un numéro !*, *op. cit.*
3. Respectivement psychologue et médecin de la douleur.

salvatrice. Permettez-moi également de saluer votre entourage, votre mari notamment, dont vous parlez avec respect et émotion jusqu'à évoquer avec pudeur le registre ô combien délicat de la sexualité des malades douloureux chroniques.

Avec Anita, avec Claire, avec vos proches et en allant tirer votre énergie dans les profondeurs de votre intériorité, vous êtes arrivée, pas à pas, *à faire la paix avec vous-même et avec vos douleurs*. Chapeau bas pour ce combat de chaque instant. Toute mon estime à vous et à tous ceux qui vous ont guidée sur ce chemin caillouteux de la *réconciliation avec votre corps meurtri*. On parle souvent du handicap chronique : de quelle vie s'agit-il ? Est-elle digne ? Vaut-elle la peine d'être vécue ? À ces interrogations et aux excellentes questions d'Anita Violon, vous répondez par votre victoire personnelle. Je n'ai cessé de dire qu'il n'est de véritable formation des soignants sans le malade, ce *Maître ès douleurs, Maître ès souffrances*[4]. Vous en êtes l'incarnation. Et vous y ajoutez ce cri de victoire, partagé par Anita : « J'ai mal et je vais bien ! »

Quel panache !

---

4. *Cf.* P. Queneau et G. Ostermann, *Soulager la douleur, op. cit.* et P. Queneau et D. Mascret, *Le malade n'est pas un numéro !, op. cit.*

Plan de l'entretien

Composition et mise en pages réalisées par
Sud Compo - 66140 - Canet-en-Roussillon
252/2010

Achevé d'imprimer sur les presses
de l'imprimerie EMD S.A.S.
en février 2010
N° d'imprimeur : 22784

Dépôt légal : février 2010

Imprimé en France

Pour être informé des publications
des Éditions Desclée de Brouwer
et recevoir notre catalogue,
envoyez vos coordonnées à :

Éditions Desclée de Brouwer
10, rue Mercœur
75011 Paris

Nom : ....
Prénom : ....
Adresse : ....

....
Code postal : ....
Ville : ....
E-mail : ....
Téléphone : ....
Fax : ....

Je souhaite être informé(e) des publications
des Éditions Desclée de Brouwer